阅读成就思想……

Read to Achieve

东方明见心理咨询系列

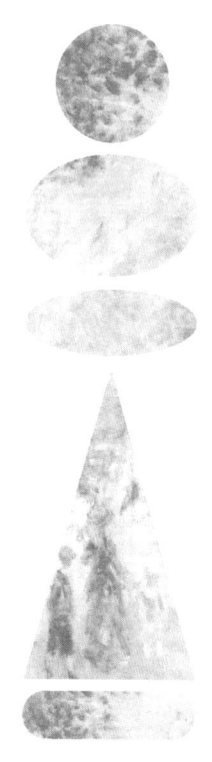

东方明见心理
Oriental Insight Mental Health Institute

Deliberate Practice
in Systemic
Family Therapy

系统家庭治疗的刻意练习

［美］阿德里安·J. 布罗（Adrian J. Blow）
［美］瑞安·B. 西铎（Ryan B. Seedall）
［美］德布拉·L. 米勒（Debra L. Miller） ◎著
［美］托尼·罗斯莫尼尔（Tony Rousmaniere）
［葡］亚历山大·瓦斯（Alexandre Vaz）
赵春晓 毛瑞蓉 倪慕媛 ◎译

中国人民大学出版社
·北京·

图书在版编目（CIP）数据

系统家庭治疗的刻意练习 /（美）阿德里安·J. 布罗等著；赵春晓，毛瑞蓉，倪慕媛译. -- 北京：中国人民大学出版社，2025. 6. -- ISBN 978-7-300-34019-7

Ⅰ. R749.055

中国国家版本馆CIP数据核字第20250X59H8号

系统家庭治疗的刻意练习

[美] 阿德里安·J. 布罗（Adrian J. Blow）

[美] 瑞安·B. 西铎（Ryan B. Seedall）

[美] 德布拉·L. 米勒（Debra L. Miller）　著

[美] 托尼·罗斯莫尼尔（Tony Rousmaniere）

[葡] 亚历山大·瓦斯（Alexandre Vaz）

赵春晓　毛瑞蓉　倪慕媛　译

XITONG JIATING ZHILIAO DE KEYI LIANXI

出版发行	中国人民大学出版社		
社　　址	北京中关村大街31号	邮政编码	100080
电　　话	010-62511242（总编室）	010-62511770（质管部）	
	010-82501766（邮购部）	010-62514148（门市部）	
	010-62511173（发行公司）	010-62515275（盗版举报）	
网　　址	http://www.crup.com.cn		
经　　销	新华书店		
印　　刷	天津中印联印务有限公司		
开　　本	890 mm×1240 mm　1/32	版　次	2025年6月第1版
印　　张	9.375　插页1	印　次	2025年10月第2次印刷
字　　数	230 000	定　价	75.90元

版权所有　　侵权必究　　印装差错　　负责调换

东方明见心理咨询系列图书编委会成员

（按照姓氏拼音顺序排名）

段昌明　樊富珉　贾晓明

江光荣　钱铭怡　桑志芹

汤　梅　王建平　谢　东

东方明见心理咨询系列图书总序

江光荣

华中师范大学二级教授

湖北东方明见心理健康研究所理事长

中国心理学会评定心理学家（第二批）

我国的心理健康服务正迎来一个大发展的时期。2016年国家22部委联合发布的《关于加强心理健康服务的指导意见》规划了一个心理健康服务人人可及、全面覆盖的发展目标。大事业需要大队伍来做，而且还得是一支专业队伍。但目前我们面临的挑战是，这支队伍"人不够多，枪不够快"。推进以专业化为焦点的队伍建设是当前和今后一段时间我国心理健康服务事业发展的关键工程。

湖北东方明见心理健康研究所（以下简称东方明见）作为心理健康领域的一家专业机构，能够为推进心理咨询与治疗的专业化做点什么呢？我们想到了策划出版心理健康、心理服务领域的专业图书。2017年4月在武汉召开"督导与伦理：心理咨询与治疗的专业化"学术会议期间，一批国内外专家就这个想法进行了简短的讨论，大家很快就达成了共识：组成一个编委会，聚焦于心理咨询与治疗的学术和实务领域，精选或主编一些对提升我国心理健康服务专业化水平有价值的著作，找一家有共同理想的出版机构把它们做出来。

之所以想策划图书，我们觉得我们具有某种优势，能在我们熟悉的领域挑选出一些好书来。我们熟悉的领域自然就是心理学，尤其是心理咨询与治疗。我们的优势是什么呢？一是人，我们自己就是在心理学领域深耕多年的人，我们认识这个领域很多从事研究、教学以及实务工作的国内外专家学者，而且要认识新人也容易。二是懂，我们对这个领域中的学问和实务，对学问和实务中的问题，比一般出版人懂得多一些。有了这两点，我们就比较容易解决出书中的"供给侧"问题。至于"需求侧"，虽然我们懂的没有"供给侧"那么好，但也还算心中有数。尤其是我们编委会中的多位成员也是中国心理学会临床心理学注册工作委员会的成员，这些年他们跟政府主管部门、行业人士、高校师生以及社会大众多有互动，对中国心理学应用领域的需求、心理服务行业发展热点问题，以及对新一代心理学人的学习需求，都有一定的了解。

我们的想法是，不求多，也不追求印数，但专业上必须过关，内容求新求精，同时适合我国心理健康服务行业的发展阶段，以积年之功，慢慢积累出一定规模。

另外，还要感谢东方明见心理咨询系列图书编委会的诸君，我们是一群多年相交、相识、相爱的心理学人，我们大家对出版这个书系的想法一拍即合，都愿意来"冒失一回"。

感谢美国心理学会心理治疗发展学会（SAP，APA第29分会）和国际华人心理与援助专业协会（ACHPPI），东方明见的这两个合作伙伴对这项出版计划给予了慷慨的支持，使我们有底气做这件相当有挑战性的事情。

感谢中国人民大学出版社阅想时代愿意和我们一道，为推进我国心理咨询与治疗事业贡献自己的力量。

推荐序

孟馥

中国心理卫生协会婚姻家庭心理健康促进专业委员会主任委员

练就家庭治疗师的功夫

家庭治疗：一门关乎关系与系统的艺术

20世纪40年代至50年代，众多杰出人物共同发现了家庭对个体心理健康的重要影响，从而催生了家庭治疗的诞生。这一发现引发了心理学界的革命，标志着心理治疗学界范式的转变。家庭治疗不仅是一种新的治疗技术，更是一种思想、一种理念，成为一种全新的方法，用于理解人类问题、探究人类行为和症状的发展以及寻求解决之道。在快速变迁的社会中，家庭系统的复杂性日益凸显，迫切需要大量具备核心胜任力的心理咨询与心理治疗专业人员，他们能够与家庭系统进行有效工作。这些专业人员不仅要深刻理解家庭的结构、动力、功能和发展规律，探索发现家庭中存在的问题和矛盾，更要具备将理论转化为临床实践、有效解决问题的实际能力。因此，当今的心理咨询与心理治疗专业工作者，都应熟悉并掌握家庭治疗这一独门绝技。

家庭治疗师的胜任力：一种整合性的能力

长期以来，家庭治疗师的培养主要依赖于理论讲授、案例观摩与督导讨论。这些方法虽然能够构建陈述性知识（即"是什么"），但却难以转化为程序性知识（即"如何做"）。许多受训者能够熟练分析案例，但在面对真实家庭的冲突、情绪爆发或文化差异时，却常常"脑中一片空白"。这种"知"与"行"的割裂，暴露了传统训练中体验性、重复性练习的严重不足。如何培养一名具有胜任力的家庭治疗师，既关乎专业教育的革新，也指向治疗师个人成长的路径。

成为一名家庭治疗师，需要构建系统性思维，能够跳出个体视角，在家庭、文化、代际的交织中理解问题，识别互动循环与代际传递的模式；需要建立新的临床话语系统，精通关系技术（从建立治疗同盟、重构问题，到去三角化、设定边界），每一项技术都需在动态的临床情境中灵活运用；需要具备对文化的敏感性与自我觉察，在多元文化的背景下，治疗师需要觉察自身的位置性（positionality），理解家庭的社会身份、特权与边缘化经历，做到思想的扬弃、行为的改变和自我整合；需要重新审视学习方法，探索一条全新的疗愈之路。治疗师既要扎根于家庭系统理论的土壤，又能将知识转化为"此时此地"的临床智慧。

刻意练习：从"知道"到"做到"的桥梁

本书提出的"刻意练习"正是破解这一困境的关键。刻意练习并非简单的重复，而是一种高度结构化的训练方法，其核心要素包括以下几个方面。

- 目标明确：将复杂技术拆解为可操作的步骤，如"建立治疗同盟"所包含的确认联结、设定目标、调整互动结构等。
- 情境模拟：通过角色扮演还原临床中的"高难度时刻"，如家庭冲突、文化误解、治疗僵局等。
- 即时反馈：借助督导与同伴的观察，精准识别技术应用的盲点。
- 渐进挑战：从初阶情境（如温和的情绪表达）到高阶情境（如激烈对抗或文化冲突），逐步拓展治疗师的"能力舒适区"。

这种训练的本质是将技术内化为"肌肉记忆"，使治疗师在压力下仍能保持共情、灵活与创造性——正如爵士乐手在即兴演奏中，仍能自如运用和弦与节奏的底层逻辑。

本土化语境下的刻意练习

在中国家庭治疗中，文化敏感性尤为重要。例如，"孝道"与"个体化"的张力、代际界限的模糊、羞耻感对情绪表达的影响等本土议题，需要融入刻意练习的设计。治疗师既要掌握通用技术，也需要在模拟情境中探索如何将西方理论"转译"为符合中国文化语境的干预方法。本书的练习框架为此提供了弹性空间——技术标准并非僵化的公式，而是引导治疗师在尊重家庭独特性的基础上，找到属于自己的临床风格。具有胜任力的家庭治疗师，会将运用理论来组织、理解、整理相关信息并形成个案概念化的所思，配合在会谈中听到家人的故事、看到家人的互动的所见，决定为完成目标所采取的介入行动的所行。

实践与展望

自 2023 年起，我与湖北东方明见合作，开展家庭治疗师的连续培训项目。该项目采用理论讲授、现场示范、角色扮演、小组读书、团体督导、刻意练习六位一体的训练方式，系统讲授家庭治疗的基础理论与实务技术，构建系统思维，侧重培养临床实务技能，将家庭治疗的工作思路与方法融入咨询实践中，提升专业胜任力，为当事人及家庭提供有效帮助。培训模块中刻意练习的部分均取自本书，本书的三位译者均为该项目的讲师团队成员。

学习和掌握家庭治疗是一个漫长的过程，需要持续的努力。家庭治疗师的成长没有捷径，但刻意练习为我们指明了一条可循之路：通过持续、专注、有目的的演练，将生疏的技术转化为流淌在血液中的治疗智慧。

愿每一位翻开此书的人，都能在"知道"与"做到"之间架起一座坚实的桥梁。

孟馥

2025 年春于上海陆家嘴

译者序

首次接触家庭治疗是在孟馥教授来东方明见心理开设为期两年的工作坊，我有幸作为助教团队的一员，跟随孟老师学习，能遇到这样一位良师，是我职业生涯中的一大幸事。

在学习家庭治疗的过程中，大家最关心的问题莫过于如何真正学会开展家庭治疗，这也是我一直在思考的问题。记得在第一次参加家庭治疗培训时，我当着孟老师和其他助教的面表示："我一定要认真读书。"然而，老师们笑着回应："仅靠读书是学不会家庭治疗的，关键在于实践。"这让我陷入困惑：在接手个案之前，我们需要评估自己的胜任力，这是伦理的要求。然而，我们又常常不确定自己是否具备开展家庭治疗的胜任力。这就形成了一个悖论：我们被告知要在实践中学习，但又缺乏实践的条件。那么，我们究竟该如何学习呢？

刻意练习正是为解决这一问题而提出的。刻意练习包含四个关键特征：个性化的学习目标、持续的反馈、教练的指导以及反复的独立练习（Miller et al., 2018）。它也是解释治疗师效果差异的稳定因素之一。《系统家庭治疗的刻意练习》一书正是基于这一需求而诞生的。书中不仅梳理了家庭治疗的核心技术，还通过分阶段练习、角色扮演和即时反馈的模块化设计，帮助治疗师跨越"知"与"行"的鸿沟。这种强调体验式学习、重复演练与精准反馈的方法，尤其适合初入行业的治疗师，以及希望突破技术瓶颈的资深从业者。基于此，东方明见心理家庭治疗小组的瑞蓉、慕媛和我翻译了这本书，也得益于孟馥教授对刻意练习的重视。

本书总结了家庭治疗领域的 12 个关键且常用的技术，从初阶建立治疗的系统视角、建立治疗同盟之建立联结并加入系统、重构问题、互动结构化之降级，到中阶的去三角化、强调边界、系统性问题之培养换位思考能力、唤起希望，再到高阶的关注多样性、建立治疗同盟之制定治疗目标、追踪互动循环、互动结构化之促进活现，层层递进。这些技术旨在帮助咨询师掌握家庭治疗中起效的共同要素，将问题转化为关系，打破功能失调的模式，扩大直接治疗系统以及扩大治疗同盟（Sprenkle & Blow，2004；Sprenkle et al.，2009）。需要说明的是，尽管书名是《系统家庭治疗的刻意练习》，但这些技术具有跨理论流派的普适性。

然而，也有同行质疑：这是否只是一套套路式的反应？是否所有人都可以按照标准化的流程操作？毕竟，"套路"似乎更得人心。对此，我思考了许久。但在练习过程中，我发现即使是套路化的反应，很多人也难以流畅表达。这让我意识到：刻意练习的结果固然重要，但练习过程中的反思更为关键。在一次练习中，有同伴在某些部分总是磕磕绊绊，甚至有些词无法说出口。指导者指出："似乎说出这些词对你来说特别困难。"同伴回应道："确实，因为我并不认为拉他们进来就能解决他们的问题。"这无疑是咨询师对治疗效果的不确定，这种想法隐藏在潜意识中，难以直接表达。因此，练习的过程不仅是为了掌握技能，更是为了提供反思性实践的机会。反思性实践是咨询师必须具备的基础胜任力，它包括保持正念、自我觉察以及对专业实践的基本反思，将自我作为治疗性工具。

译者序

刻意练习知易行难。在开展刻意练习小组训练时，我们发现即使是看似简单的情境，当真正去表达时，往往也会词不达意。例如，书中第一个练习是有关系统观的练习，其技术标准如下。

- 标准1：确认或认可当事人所看到的问题。
- 标准2：提供系统性解释，阐述系统/关系疗法的潜在益处。
- 标准3：使用开放式问题，了解系统性解释与当事人的契合度。

在一次练习中，情境是与伴侣一方进行个体治疗，治疗原因是双方过去都有过不忠行为。伴侣一方用不确定的语气说："我和我对象以前都做过伤害对方的事。我不确定我们还能不能信任彼此。"练习要求是根据上述三个技术标准，帮助当事人从系统的视角看待问题，并认识到系统在促进改变中的重要性。大家可以自行尝试，如果你是心理咨询师，你会如何回应？请尝试即时反应（注意，必须是即时反应），并在反应过程中体会自己的感受和内心的想法。

在练习中，同伴们普遍反馈："感觉很简单，但一说出来就不对味，不是自己想表达的样子。"还有些人在表达标准2时磕磕绊绊，其实是因为他们还没有完全理解系统观。这些感受只有亲身投入才能体会，因此，我们期待大家积极参与练习。

在此提醒大家几点：

- 咨询情境提供的信息有限，不要过度猜测；
- 练习时要全身心投入，避免笑场；
- 进行即时反馈，不要打腹稿；
- 全方位练习，不仅要关注言语部分，还要注意非言语行为。

本书虽基于西方临床经验，但其核心理念（如通过系统视角重构问题、通过刻意练习内化技能）具有普适性。在翻译过程中，我们尽量保留原书的理论框架与技术细节，同时建议读者结合我国家庭的文化特质（如代际关系、集体主义价值观等）进行灵活应用。例如，在"关注多样性"练习中，治疗师可以进一步融入对中国城乡差异、家庭伦理的本土化思考。需要注意的是，由于文化差异，可能会出现一些挑战，大家不必过于纠结字词上的差异。

本书的翻译工作充满挑战，但也收获颇丰。专业术语的准确性、案例的本土适配性以及练习指导的可操作性，都需要反复斟酌。因此，翻译工作难免存在不足之处，还请各位同行海涵并提出宝贵意见。在此，衷心感谢孟馥教授及东方明见家庭治疗助教团队对本书翻译的指导，感谢出版社编辑的细致校审，以及多位同行在术语审定中的宝贵建议。希望本书能为致力于从事家庭治疗的同行们提供帮助。

最后，让我们谨记：无他，唯手熟尔。

赵春晓

2025 年 3 月 20 日

系列前言

托尼·罗斯莫尼尔

亚历山大·瓦斯

我们非常荣幸向大家介绍"刻意练习精要系列丛书"。本系列的开发旨在满足我们在心理咨询训练中观察到的一个特定需求。以下通过一个案例来说明这一需求的具体内容。

假设有一位研究生二年级的学生玛丽,她在学业上非常刻苦,学习了大量关于心理健康、心理治疗技术的理论知识,研读了数十本专业教材,撰写了多篇高质量的心理治疗相关论文,并在考试中取得了近乎满分的成绩。然而,当玛丽在实习机构与当事人面对面交流时,她发现自己无法运用那些曾经写得清晰、说得明白的治疗技能。此外,当当事人出现强烈的情绪反应,如高度情绪化、绝望或对治疗持怀疑态度时,玛丽会变得焦虑,有时这种焦虑甚至会让她在关键时刻陷入僵局,从而限制了她帮助当事人的能力。

在每周的个体督导和团体督导中,玛丽的督导师基于实证支持疗法和共同要素方法为她提供指导建议。除了提供建议外,督导师还经常与玛丽进行角色扮演,推荐额外的阅读材料,或以自己与当事人的工作为例进行讲解。玛丽非常专注且努力,她主动向督导师展示自己的会谈录像，对挑战保持开放态度，认真记录督导师的建议，并阅读了推荐的材料。然而，当她再次与当事人面对面时，她常常发现新学的知识似乎从脑海中消失，无法按照督导师的建议行动，尤其是在面对高度情绪化的当事人时，这一问题尤为突出。

玛丽的督导师接受过正规的督导师训练，采用了最佳的督导实践方法，并回顾了受督导者的咨询录像。他认为玛丽的整体胜任力水平符合其发展阶段的预期，尽管她的整体进步是积极的，但她在工作中确实反复出现了一些问题。即使督导师确信他和玛丽已经识别出需要改进的地方，但这些问题依然存在。

事实上，这一情况的核心问题在于玛丽"对心理治疗的理解"与"能够熟练开展心理治疗的能力"之间存在脱节。玛丽和她的督导师正在努力解决这一问题，而这正是本系列丛书重点解决的内容。我们开发这一系列图书，是因为大多数治疗师在某种程度上都存在这种脱节现象，无论是初学者还是经验丰富的临床工作者。事实上，我们每个人在某种程度上都可能面临类似的问题。

为了解决这一问题，我们将本系列的重点放在刻意练习上。这是一种专门针对复杂技能训练而设计的方法，旨在帮助治疗师在具有挑战性的工作环境中提升技能水平（Rousmaniere, 2016, 2019; Rousmaniere et al., 2017）。刻意练习要求对特定技能进行体验式、重复性的训练，直至技能达到自动化水平。在心理治疗的刻意练习中，两名受训者交替扮演当事人和治疗师，并接受督导师的指导。扮演治疗师的受训者对当事人的陈述做出回应，其中当事人的陈述难度从初阶到中阶再到高阶逐步递进，而治疗师的即兴回应则反映了其基本的治疗技能。

为了编纂这些书籍，我们邀请了一系列主流治疗模型的著名训练者和研究者，并向他们提出了以下要求：总结出各自治疗模型的 10 到 12 项基本技能，这些技能在使用时，受训者常面临认知层面的知识与实际执行能力之间的脱节。换句话说，受训者能够就这些技能撰写一篇优秀的论文，但在执行时却面临挑战，尤其是在面对具有挑战性的当事人时。随后，我们与作者合作，设计了专门的刻意练习，以提升这些技能的表现力，使整个治疗过程的回应更加灵敏（Hatcher, 2015; Stiles et al., 1998; Stiles & Horvath, 2017）。最终，我们在全球多个机构与学员和训练者一起对这些练习项目进行了严格的测试，并根据大量反馈加以改进。

本系列的每本书都侧重于特定的治疗模型，但读者会注意到，这些书中的大多数练习都涉及研究者发现的对当事人治疗效果影响最大的共同要素变量和促进性人际技能，例如共情、语言流畅性、情绪表达、说服力和问题聚焦（e.g., Anderson et al., 2009; Norcross et al., 2019）。因此，每本书中的练习都应能帮助多种类型的当事人。尽管治疗师可能会使用特定的理论模型，但大多数治疗师都非常强调治疗关系等跨理论元素，这些元素具有强有力的实证支持，包括它们与当事人改善的相关性或作用机制（e.g., Norcross et al., 2019）。我们还注意到，各治疗模型已经建立了具有丰富历史的训练项目，因此我们提出的刻意练习并不是要取代之前的训练项目，而是一种适应性强、跨理论的训练方法，可以整合到现有的训练项目中，以延长技能的保持时间，并确保基本的胜任力。

关于本书

本书聚焦于系统家庭治疗（systemic family therapy，SFT）的刻意练习。SFT 是一个总括性术语，涵盖了所有针对特定问题的家庭干预措施（Wampler et al., 2019）。虽然深入研究 SFT 的理论与实践文献至关重要，但鉴于与家庭系统工作时的实际需求，SFT 受训者越来越需要掌握核心的 SFT 技能。体验式学习在培训和督导过程中尤为重要，尤其是对于初学者而言，他们在实际工作中很少有机会实践理论上可供使用的临床技术。尽管 SFT 受训者通常接受过严格的理论培训，并积累了相当小时数的咨询经验以及接受了高标准的督导（通常为现场或录像回放形式），但他们在掌握核心 SFT 技能方面仍面临诸多限制。

本书采用刻意练习的方法，旨在通过实践促进学习。书中所介绍的方法和材料能够帮助受训者练习一系列重要的 SFT 技能，并支持对干预措施的实施方式进行微调，以适应不同的临床场景。需要强调的是，本书并非旨在取代核心课程以及对 SFT 理论和实践原则的学习，而是作为其他常见培训的补充。

例如，受训者可能通过课程学习或阅读了解到，在 SFT 中，改变系统过程（即系统成员之间的互动方式）是一个关键变量（Wampler et al., 2019）。然而，当涉及追踪互动循环、促进活现或重构问题等关键概念时，他们可能会感到困惑。本书的目标是为受训者提供实践机会，帮助他们不仅明确在与家庭系统工作时该说什么，更要掌握如何表达。本质上，本书旨在帮助受训者（无论处于何种专业水平）灵活且恰当地运用 SFT 的基础概念和策略，从而丰富他们的临床技能和原则体系。通过扩展技术库，治疗师能够为每个家庭系统提供更具针对性的治疗理由和配套干预方案，充分体现 SFT 的多样性和专业性。

目 录

第一部分 概览与说明

第1章 刻意练习和系统家庭治疗的介绍与概述

刻意练习概述　006

本书的目标　007

哪些人可以从本书中获益　008

心理治疗训练中的刻意练习　009

系统家庭治疗　014

刻意练习中的 SFT 技术　015

刻意练习在 SFT 训练中的角色　021

本书结构概览　022

第2章 系统家庭治疗的刻意练习说明

总览　025

时间框架　026

准备　026

训练者的角色　027

如何练习　*027*

技术标准　*027*

反馈与讨论　*029*

最终的评估　*029*

第二部分　系统家庭治疗技术的刻意练习

第 3 章　练习 1：建立治疗的系统视角

准备　*033*

练习背景　*033*

技术描述　*034*

治疗师为治疗提供系统性解释的示例　*035*

治疗师回应示例：建立治疗的系统视角　*040*

第 4 章　练习 2：建立治疗同盟之建立联结并加入系统

准备　*045*

练习背景　*045*

技术描述　*046*

治疗师建立联结并加入系统的示例　*047*

治疗师回应示例：建立治疗同盟之建立联结并加入系统　*055*

第 5 章　练习 3：重构问题

准备　*061*

练习背景　*061*

技术描述　*062*

目　录

常见的重构　　*063*

治疗师重构问题的示例　　*064*

治疗师回应示例：重构问题　　*070*

第 6 章　练习 4：互动结构化之降级

准备　　*075*

练习背景　　*075*

技术描述　　*076*

治疗师使用互动结构化：降级技术的示例　　*077*

治疗师回应示例：互动结构化之降级　　*085*

第 7 章　练习 5：去三角化

准备　　*089*

练习背景　　*089*

技术描述　　*090*

治疗师去三角化的示例　　*091*

治疗师回应示例：去三角化　　*097*

第 8 章　练习 6：强调边界

准备　　*101*

练习背景　　*101*

技术描述　　*102*

治疗师强调边界的示例　　*103*

治疗师回应示例：强调边界　　*109*

第 9 章　练习 7：系统性问题之培养换位思考能力

准备　*113*

练习背景　*113*

技术描述　*114*

治疗师使用系统性换位思考问题的示例　*115*

治疗师回应示例：系统性换位思考问题　*120*

第 10 章　练习 8：唤起希望

准备　*123*

练习背景　*123*

技术描述　*124*

治疗师使用唤起希望技术的示例　*125*

治疗师回应示例：唤起希望　*133*

第 11 章　练习 9：关注多样性

准备　*137*

练习背景　*137*

技术描述　*138*

治疗师使用关注多样性技术的示例　*139*

治疗师回应示例：关注多样性　*149*

第 12 章　练习 10：建立治疗同盟之制定治疗目标

准备　*155*

练习背景　*155*

技术描述　*156*

目 录

　　　　治疗师制定治疗目标的示例　　*158*

　　　　治疗师回应示例：制定治疗目标　　*169*

第 13 章　练习 11：追踪互动循环

　　　　准备　　*175*

　　　　练习背景　　*175*

　　　　技术描述　　*176*

　　　　治疗师追踪互动循环的示例　　*178*

　　　　治疗师回应示例：追踪互动循环　　*185*

第 14 章　练习 12：互动结构化之促进活现

　　　　准备　　*189*

　　　　练习背景　　*189*

　　　　技术描述　　*190*

　　　　治疗师促进活现的示例　　*191*

　　　　治疗师回应示例：互动结构化之促进活现　　*198*

第 15 章　练习 13：带注释的系统家庭治疗练习会谈逐字稿

　　　　练习指导　　*205*

　　　　带注解的 SFT 逐字稿　　*206*

第 16 章　练习 14：系统家庭治疗模拟会谈

　　　　模拟 SFT 会谈概述　　*216*

　　　　准备　　*216*

　　　　模拟 SFT 的过程　　*216*

005

　　　　改变挑战的难度级别　　*218*

　　　　模拟会谈中使用的当事人材料　　*219*

第三部分　刻意练习的提升策略

第 17 章　如何充分利用刻意练习：给训练者和受训者的额外指导

　　　　充分利用刻意练习的六个要点　　*229*

　　　　有回应的治疗　　*234*

　　　　关注受训者的福祉　　*235*

　　　　尊重受训者的隐私　　*236*

　　　　训练者自我评估　　*237*

　　　　受训者指南　　*241*

参考文献

附录 A　难度评估和调整

附录 B　刻意练习记录表

附录 C　嵌入刻意练习的系统家庭治疗教学大纲示例

第一部分

概览与说明

在第一部分中,我们会简要地介绍刻意练习,包括如何将其整合到 SFT 的临床训练中,并在第二部分中给出如何进行刻意练习的说明。我们鼓励训练者和受训者在第一次进行刻意练习之前先阅读第 1 章和第 2 章。

第 1 章是本书的基础,介绍了与刻意练习相关的重要概念及其在心理治疗训练和 SFT 训练中的作用。我们还会介绍 12 种不同类型的 SFT 技术。

第 2 章就如何进行第二部分的 SFT 技术的刻意练习给出了基本且重要的指导,旨在快速简明地为你提供足够的信息,而不至于给你过多的信息。第三部分的第 17 章提供了更深入的指导,我们推荐你在熟悉了第 2 章的基本说明后阅读。

第1章

刻意练习和系统家庭治疗的介绍与概述

本书的前三位作者均接受过 SFT 的专业培训，我们的经历既有共通之处，也各有独特之处。阿德里安·J. 布罗和瑞安·B. 西铎均毕业于婚姻和家庭治疗教育认证委员会（Commission on Accreditation for Marriage and Family Therapy Education，COAMFTE）认证的婚姻和家庭治疗项目，分别获得了硕士和博士学位。德布拉·L. 米勒的学术路径稍有不同：她先获得了社会工作硕士学位，并在社区心理健康领域工作了 15 年，之后重返校园攻读博士学位。我们三人在治疗实践方面，尤其是在循证治疗方法上，都有着丰富的培训经历。

阿德里安接受了情绪聚焦疗法、内在家庭系统疗法和短程系统家庭治疗的深入培训，并在系统家庭治疗理论的共同因素方面有广泛的写作经验。瑞安在研究生阶段接受了依恋和基于情绪的干预（如情绪聚焦疗法、基于依恋的家庭疗法、依恋与生物行为追赶）、创伤聚焦干预（如内在家庭系统疗法、加速缓解疗法）、针对矛盾的夫妻干预（如辨别咨询）以及青少年家庭治疗（功能家庭疗法）的培训，并在夫妻关系中的依恋和观察过程方面有丰富的写作经验。德布拉则接受过短期策略式家庭治疗、情绪聚焦疗法、创伤聚焦认知行为疗法、婴幼儿心理健康以及综合性双重障碍治疗的深入培训，并在治疗师培训和循证实践的实施方面有深入研究。

在编写本书的过程中，我们很快意识到，在 SFT 的培训中，所教授的大多数技术是概念性的。换言之，这些技术通常通过讲座或阅读书籍、期刊文章等材料来传授。在课堂之外，部分技术虽会在督导中被提及，但往往仅限于观看咨询录像，且讨论通常不够深入，也难以持续跟踪。这与刻意练习的方法形成了鲜明对比——刻意练习能够促使受训者和训练者走出舒适区。

尽管阅读、观察和课堂讨论都是重要的认知活动，但它们仅构成了"成为治疗师"这一经验的一部分。刻意练习则开辟了另一条学习路径，这条路径是体验性和情感性的。回顾自身的受训经历，阿德里安至今仍清晰记得，高级共情技术的训练贯穿了他的整个研究生阶段。为了掌握这一技术，他需要与一位同学录制一段模拟会谈，并在会谈中运用"共情公式"回应同学所描述的困境。随后，这段录音会在课堂上播放，由同学和教授为他提供即时反馈。相比之下，阿德里安学到的其他技术大多通过阅读或观察咨询会谈自学而来。在他的研究生临床培训中，尽管在某些模型的某些方面进行了实践，但并未对有效性进行测量，也未设定明确的技术水平要求。尽管他参与了大量的督导和临床工作，但这些经历大多停留在概念层面，主要围绕个案讨论和各种概念化方法展开。像本书中所描述的那些重要的家庭治疗技术，往往没有得到充分的操作，也未经过系统的演练。我们推测，许多受训者可能都有过类似的体验。

鉴于治疗师在咨询室内往往需要同时与多名当事人开展工作，在 SFT 实践中需要掌握一系列复杂的技术才能胜任。我们认为，家庭治疗师在家庭治疗的基本技术方面的培训仍有提升空间，其原因在于核心技术缺乏清晰的操作化定义，以及在将这些技术练习到熟练程度方面的培训存在差距。

在本书中，我们专注于家庭治疗的核心技术。我们的首要目标是以简洁明了的方式对这些技术进行概念化。我们致力于将每项技术拆解为基本步骤，以便受训者能够依据这些步骤进行练习，并从同伴、指导者或督导师处获得反馈。我们并不认为，受训者仅凭对这些技术的精通就能成为一名有效的系统家庭治疗师，因为真实的咨询情境远比这更为复杂。然而，我们坚信，这些技术是任何从事系统工作的人所必须掌握的基础技能。

目前，SFT 培训项目在教授一些基础技术（如共情）方面表现良好，但在更复杂的实践技术方面，如追踪互动循环、设定目标或应对多样性等，尚未达到同等水平。这些技术需要更深入的练习和反馈，才能达到精湛的水平。将刻意练习引入 SFT 培训将有助于实现以下三个主要目标。

- 系统家庭治疗师将通过刻意练习掌握成为有效治疗师所需的核心技术。这些技术是治疗师在毕业后很少会重新学习的，而越早掌握这些技术，他们越能在后续的培训项目或临床职业中成为更有效的治疗师。
- 以刻意练习为导向的培训能够更科学地评估受训者的训练效果。在某些情况下，它甚至可以识别出不适合继续从事该职业的受训者，并建议其退出培训计划。
- 刻意练习将精通技术的理念深度融入治疗师的思维方式中。从理论到实践，再到基于技术的工作，这一过程充满挑战，甚至可能令人感到不安。刻意练习将治疗师推出舒适区，迫使他们学习，并在学习过程中经历成长的脆弱阶段。

系统家庭治疗的刻意练习
Deliberate Practice in Systemic Family Therapy

刻意练习概述

本书包括刻意练习的概述，以及与核心 SFT 技术相关的 14 个练习，它们都经过了 SFT 的训练者和受训者的充分测试，并根据反馈做了修改。前 12 个练习分别代表了一个 SFT 的基本技术；最后两个练习是综合练习，包括一个带注释的 SFT 逐字稿和即兴的模拟治疗会谈。这两个练习旨在让受训者有机会将所有技术整合到更广泛的临床情境中。表 1–1 列出了这 12 项基本技术。

表 1–1　　　　刻意练习中呈现的 12 项 SFT 技术

初阶技术	中阶技术	高阶技术
1. 建立治疗的系统视角 2. 建立治疗同盟（therapeutic alliance）：建立联结（bonds）并加入系统 3. 重构问题 4. 互动结构化：降级	5. 去三角化 6. 强调边界 7. 系统性问题：培养换位思考（perspective-taking）能力 8. 唤起（engendering）希望	9. 关注多样性 10. 建立治疗同盟：制定治疗目标 11. 跟踪互动循环（interactional cycle） 12. 互动结构化：促进活现（initiating enactments）

在整个练习过程中，受训者在督导师的指导下分小组进行角色扮演，每个小组最多四名成员，轮流扮演当事人和治疗师。这 12 个练习均由多个当事人陈述组成，这些陈述按难度（初阶、中阶、高阶）分组，回应任何一个陈述都需要特定的 SFT 技术。受训者需要通读并理解对每项技术的描述、技术标准以及技术示范。然后，扮演当事人的受训者读出这些陈述，呈现出与 SFT 实践相符合的可能的问题和情绪状态。随后，扮演治疗师的受训者应用恰当的技术给予回应。他们可以直接使用书中提供的回应示例，也可以即兴给出自己的

第 1 章 刻意练习和系统家庭治疗的介绍与概述

回应。

在每一对陈述和回应练习过几次后，督导师会给受训者一些反馈。在督导师的指导下，受训者逐个练习从初阶到高阶所有的陈述与回应。随后，这个小组（督导师 – 当事人 – 治疗师）会讨论刚才的练习是不是太难或者太简单，并根据这些评估进行难度调整。

受训者通过与督导师协商，可以决定他们希望学习哪些技术以及学习多长时间。根据测试的经验，我们发现练习应该持续大约 1~1.25 小时，这样效果最佳。超过这个时间，受训者就饱和了，需要休息。

理想情况下，SFT 受训者能够通过这些练习获得信心和足够的胜任力。"**胜任力**"在这里的定义是，以灵活和有回应的方式使用 SFT 技术。本书中选择的技术都是 SFT 的必要技术，也是实践者经常感觉难以应用的技术。

本书列出的技术并未覆盖全部的 SFT 技术。要成为一名胜任的系统家庭治疗师，只学习这些技术还不够，还需要学习其他技术。但是，无论如何，这些技术对受训者来说很有挑战性。下面，我们会简要介绍一下 SFT 的历史和刻意练习这种训练方法，希望能够帮助你理解这两者是如何结合的。

本书的目标

本书的主要目标是帮助受训者获得使用 SFT 核心技术的胜任力。而拥有技术或胜任力的表现，在不同当事人之间，甚至是同一当事人的同一次会谈中，看起来都可能有所不同。

SFT 的刻意练习旨在实现以下目标。

- 帮助系统家庭治疗师发展在一系列不同的临床情境下应用 SFT 技术的能力。
- 把技术变成程序性记忆（Squire，2004），以便治疗师即使在疲倦、压力、不知所措或气馁的情况下也能使用它们。
- 让受训的系统家庭治疗师有机会把他们的语言风格通过练习融入特定技术。
- 让受训者有机会用 SFT 技术来回应不同的当事人陈述和情感，这能帮助受训者建立与多种当事人在多种情境下工作时使用技术的信心。
- 让受训中的系统家庭治疗师有机会失败，有机会根据反馈来纠正他们失败的回应，这有助于建立治疗师的信心和韧性。

最后，本书旨在帮助受训者找到适合自己的学习方式，这样，在正式训练结束后，他们仍能继续其专业发展。

哪些人可以从本书中获益

本书可用于多种情境，包括本科课程、督导、研究生训练和继续教育项目。本书有以下假设。

- 训练者具备 SFT 的知识和胜任力。
- 训练者能够通过角色扮演或视频，或者两者结合的方式，很好地演示在一系列治疗情境中如何使用 SFT 技术。或者，训练者可以获得 SFT 的治疗示例视频，这些示例视频可以通过在线图书馆获得，或训练者自身可以提供。例如，一些大学图书馆可以访问夫妻和家庭治疗的视频。

- 训练者能够给受训者关于如何打磨和改进SFT技术应用的反馈。
- 受训者需要进行额外的阅读，如解释SFT的理论、研究和基本原理以及每项特定技术的书籍或文章（附录C的教学大纲中列出了每项技术的阅读材料）。

本书涵盖的练习在美国和澳大利亚的五个训练机构进行过测试，可以让来自世界各地不同文化背景的训练者和受训者顺利地使用。

本书也适合所有发展阶段受训者，从初学者（包括尚未见过真正的当事人的受训者）到经验丰富的治疗师。所有练习都提供了评估和调整难度的指导，以精确地满足每位受训者个性化的需求。**"受训者"**一词会在本书中反复出现，它指的是任何在专业心理健康领域努力获得SFT技术的人。

心理治疗训练中的刻意练习

一个人如何成为其所在专业领域的专家？什么是可训练的？什么是天生的？这些问题深深地吸引着我们，让我们对各个领域的顶级专家和他们的成长历程异常着迷。我们对莫扎特、莱昂纳多·达·芬奇，或者离我们更近的篮球传奇人物迈克尔·乔丹和国际象棋大师加里·卡斯帕罗夫这样的天才充满了敬畏、钦佩以及困惑。是什么让他们在专业上始终如一的卓越？有证据表明，花在特定类型训练上的时间和数量是几乎在所有领域获得专业级技术的关键因素（Ericsson & Pool, 2016）。**刻意练习**是一种可靠且有效地提高专业表现的循证方法。

刻意练习的概念起源于安德斯·埃里克森（K. Anders Ericsson）

及其同事的经典研究（Ericsson et al., 1993）。他们发现，练习一项技术的时间长度和时间质量是预测技术习得和掌握程度的关键因素。他们归纳出了五个学习和掌握技术的关键活动：

- 观察其工作；
- 获得专家的反馈；
- 设定刚刚好超出其能力的小增量目标；
- 进行特定技术的重复行为演练；
- 持续评估其表现。

埃里克森和他的同事将这种过程称为"刻意练习"。这是一个循环过程（如图 1-1 所示）。

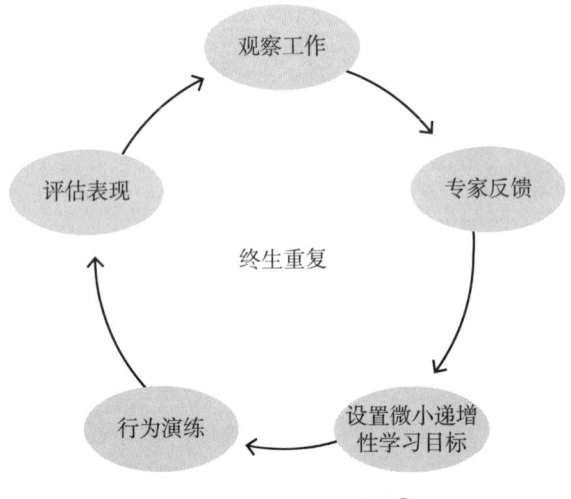

图 1-1 刻意练习循环 [1]

---

[1] From *Deliberate Practice in Emotion-Focused Therapy*（p. 7）, by R. N. Goldman, A. Vaz, and T. Rousmaniere, 2021, American Psychological Association（https://doi.org/10.1037/0000227-000）. Copyright 2021 by the American Psychological Association.

第 1 章 刻意练习和系统家庭治疗的介绍与概述

研究表明，刻意练习的时长与获得各领域的专业技术呈正相关，比如在医学、体育、音乐、国际象棋、编程和数学等领域（Ericsson et al., 2018）。人们可能会将刻意练习与马尔科姆·格拉德威尔（Malcolm Gladwell）在 2008 年所著的《异类》（*Outliers*）一书中描述的广为人知的"一万小时定律"联系起来。尽管很有帮助，但是这其中有两个误解。

第一个误解是，在不同的领域，获得专业级技术所需要的小时数是相同的。而事实上，掌握专业技术所需的练习时间会因为专业领域和个人特征的不同而有所差别（Ericsson & Pool，2016）。

第二个误解就是，投入一万小时的**工作**就会让人成为一个领域的专家。这个误解在心理治疗领域有特殊意义，因为在心理治疗领域，人们经常使用与当事人的工作总时长作为衡量心理治疗师水平的指标（Rousmaniere，2016）。然而，事实上，我们知道，经验的多少本身并不能单独预测治疗师的治疗效果（Goldberg et al.，2016）。很可能刻意练习的**质量**才是关键因素。

最近，心理治疗领域的学者在意识到刻意练习在其他领域的价值之后，正在号召把刻意练习加入心理健康专业人员的训练中（e.g., Bailey & Ogles, 2019; Hill et al., 2020; Rousmaniere et al., 2017; Taylor & Neimeyer, 2017; Tracey et al., 2015）。但是，关于是否能将心理治疗与运动、音乐等专业领域相提并论，存在一些合理的质疑。因为心理治疗是一种异常复杂和自由的工作形态。运动有定义清晰的目标，古典音乐有乐谱；相反，心理治疗的目标会随着每位当事人在每次会谈的独特呈现而发生变化，心理治疗师没有"乐谱"可循。

其实，好的心理治疗更像爵士乐演出（Noa Kageyama, cited in Rousmaniere, 2016）。在爵士乐的即兴演出当中，乐队成员会构建结合了团队合作、创造力和互动的奇妙组合。和心理治疗一样，没有任何两段即兴爵士乐表演是完全相同的。然而，即兴不意味着音符的随机组合。事实上，即兴演出根植于对乐理的充分理解和精熟的技巧，而要获得这些，没有持续的刻意练习是不行的。例如，1990年，著名的爵士乐教师杰瑞·科克尔（Jerry Coker）就列出了学生都必须掌握的18个技术领域，每一个领域都包含多个不同技术，比如音质、音程、和弦琶音、音阶、音型和节拍。在这个意义上，创造性和艺术性的表现其实反映了之前重复的技术训练与技术习得。正如传奇的爵士音乐家迈尔斯·戴维斯（Miles Davis）所言："你只有演奏得足够久，才能够演奏得像你自己"（Cook，2005）。

我们这里想要强调的要点是，我们希望帮助系统家庭治疗师通过练习成为他们自己。关键是需要确保学会这些技术，保证在你需要的时候就真的能用得出来。把这些技术练成你自己的，把那些适合你的部分结合起来。持续、努力和有意识的刻意练习不会牺牲灵活性和创造性。理想情况下，刻意练习会增强灵活性和创造性。我们能够意识到，心理治疗是一种在变化中不断相遇的过程，这也是心理治疗值得赞美的一点，我们也绝不愿意让心理治疗变成一种程式化的存在。高水平的系统家庭治疗师能够把先前学到的技能精妙地整合起来，同时还能够保持协调的灵活性。本书提供的SFT回应是一种模板或者可能性，而非"答案"。无论是解读还是应用这些技术，都需要你试着把这些练习用一种有意义的方式组合起来。我们鼓励灵活的即兴反应！

基于模拟的掌握式学习

刻意练习会使用基于模拟的掌握式学习（Ericsson，2004；

McGaghie et al.，2014）。也就是说，训练所用的刺激材料由"模拟了在专业场景中出现的问题、事件或条件的人为编制的社交情境"组成（McGaghie et al.，2014，p. 375）。该方法的一个关键点是，训练中使用的刺激与真实世界的体验足够相似，从而这样的模拟能够激起相似的反应。这能促进状态依存的学习，即在与使用技术相同的心理环境中练习，才能真正获得技术，而专业人员的学习也要通过**状态依存的学习**[①]（Fisher & Craik，1977；Smith，1979）。例如，飞行员在呈现机械故障和危险天气条件的飞行模拟器中进行训练，外科医生在呈现并发症的外科手术模拟器中进行练习。在包含挑战性刺激的模拟中进行训练，可提升专业人员在压力之下有限执行的能力。对本书中的心理治疗训练活动来说，"模拟器"就是典型的当事人陈述，这些陈述是很可能在实际的会谈过程中出现的，需要使用特定的技术。

陈述性知识 vs. 程序性知识

陈述性知识指的是一个人可以理解、书写或者讲述的知识，一般是事实性信息，人们能够有意识地通过搜寻记忆而回忆起来，并且学得也很快。与此不同，程序性学习则会被隐含在记忆中，人们"通常需要重复一项活动来学习，学习效果需要通过**任务表现的提高**来证明"（Koziol & Budding，2012，p. 2694，emphasis added）。**程序性知识**指的是一个人的实际表现，尤其是在压力之下的表现（Squire，2004）。一个人的陈述性知识和程序性知识之间可能存在巨大的差异。

[①] 状态依存的学习指的是，回忆时的生理或心理状态与学习时的生理或心理状态越相似，回忆效果或表现越好。——译者注

例如,"场外四分卫"[①]就是指能够很好地理解和谈论运动员的表现、自己却无法进行专业水准的运动的人。同样地,多数舞蹈、音乐和戏剧的评论家非常擅长写相关评论,但是一旦让他们来跳舞、演奏或表演,他们就会惊慌失措。

在 SFT 培训中,当受训者或治疗师能够识别,甚至可能深刻领会一个精心设计的 SFT 重构时(这种重构能让全体系统成员对问题重新赋意,并改变他们讨论问题的方式),陈述性知识和程序性知识之间的差距便显现出来了。比如,一个完善的 SFT 框架能够转变问题对系统中所有成员的意义,并且改变成员的对话的方式。刻意练习应用的最佳场景就是弥合陈述性知识和程序性知识之间的裂痕。换言之,受训者需要就"他们能够就这个技术写上一篇非常不错的文章,却没办法在真实的当事人面前用出来这些技术"进行练习。我们都是从陈述性知识开始,然后在理论层面学习技术,观察别人使用这项技术。一旦学会了这些陈述性知识,通过刻意练习,我们就可以开始学习程序性知识,治疗师需要争取能够"自动化"地使用这些技术。

接下来,让我们从 SFT 的理论背景讲起,这样能够帮助我们在一个大背景下理解这本书中介绍的技术,以及为什么这些技术能够适配到一个广泛的训练模式中。

系统家庭治疗

SFT 是一种应用广泛的处理问题的方法,在处理关系、家庭或群

[①] 四分位是美式橄榄球的一个战术位置,"场外四分位"这个表述带有贬义,含义类似于"纸上谈兵"。——译者注

体背景下持续存在的问题方面尤其有效。SFT 根植于系统思维，其目的是改变系统动力，通过使系统中重复和无效的关系模式获得转变，可以改变系统成员之间问题的角色和意义（Bertalanffy，1968）。虽然本书中呈现的系统家庭治疗师是与个体工作，但其中大多数的练习同样适用于同时与系统内多个成员一起工作。例如，当与伴侣工作时，双方都会出席治疗。同样地，在与青少年和儿童工作时，系统家庭治疗师几乎总会要求照顾者（如父母）出席治疗。SFT 治疗开始于治疗师与系统成员建立治疗关系，在建立治疗关系的过程中，治疗师将与每个系统成员建立情感联结，并就治疗目标和实现这些目标的方法达成一致。在治疗的早期阶段，治疗师会花时间了解系统以及它的关系动态，包括系统的历史事件、呈现问题的历史、与问题相关的卷入等。治疗师可以根据这些信息形成对问题的系统性概念化，以及对问题及解决方案的初步假设。治疗师根据系统性概念化形成可以与系统成员合作实施的干预措施。例如，如果治疗师认为孩子的不良行为（acting-out behaviors）与父母在系统中缺乏引导 / 引导不力有关，那么治疗师将会和父母合作，帮助他们在系统规则以及违反规则的后果上达成一致。随着时间的推移，干预措施可能会随着治疗师获得的新反馈以及新的信息发生变化。系统治疗也可以通过与个体合作、通过改变个体在人际关系中思考方式或与他人的关系来完成（e.g.，McGoldrick & Carter，2001）。

刻意练习中的 SFT 技术

在 SFT 的实践活动中，有许多重要的核心技术。本书中，我们挑选了 12 种与优秀临床工作相关的基础技术，并将这些技术分为初阶、中阶和高阶三个等级。每一项技术都很重要，可以应用于治疗过程的所有阶段，其中一些技术与促进成员参与治疗有关，包括两个建立治疗同盟（联结和目标）、重构问题和提供治疗的系统原理的练习。这些技术有助于激励成员在治疗中致力于解决他们的问题。本质上讲，它们为家庭成员进行治疗提供了一个安全场所，并为治疗提供了可信的目标。有些练习则侧重于干预系统及其平常又复杂的动力，比如去三角化、强调边界以及进行系统性提问。本书还包括三个关于评估和追踪系统中的互动循环的练习，分别是追踪互动循环、降级和活现（deescalation and enactment）。最后，涉及"关注多样性"和"唤起希望"这两个重要主题的两个练习桥接了治疗的各个方面的技术。

下面，我们将概述每项技术及其重要性，更详细的内容会在介绍每项练习时具体展开。

建立治疗的系统的视角

系统家庭治疗师会从关系的视角概念化问题。系统家庭治疗师的通常做法是不止和一个家庭成员一起工作。当只跟一个家庭成员一起工作的时候，系统家庭治疗师在工作时也会时刻从更广泛的背景看待当事人的问题；当跟多个家庭成员一起工作时，系统家庭治疗师会促使家庭成员在治疗的目标和方向上保持一致。在治疗早期，系统家庭治疗师会告诉家庭成员，每一个家庭都是一个系统，并在这个系统的视角下进行工作，这有助于促进家庭成员投入治疗，并激发他们在治疗中改变的动力。

建立治疗同盟：建立联结并加入系统

已有研究表明，治疗同盟是预测治疗效果的最强有力的因素之一。然而，现在比较缺乏如何建立治疗同盟的技术培训。家庭治疗需要和每一位成员建立良好的关系，这是家庭能够有效地参与治疗、能够促进治疗取得良好的效果的必备条件。

重构问题

SFT 的关键之一是重构问题，重构一个新的、合理的、更适合系统成员了解自身问题的架构。当重构巧妙地完成时，系统成员会以新的视角看待他们目前的处境。重构有助于减少系统成员之间的负面互动，特别是在治疗的早期，并提供一个系统成员可以进行有效对话、免受攻击和指责的交流环境。

互动结构化：降级

系统家庭治疗师需要的一项核心技术是能够降低情况的恶化程度，以便系统成员能够参与治疗工作。当治疗师促进在场人员之间的互动时，就会出现互动结构。在练习 4 中，当治疗师增加会话结构时，降级就发生了。这个技术尤其适合系统成员之间存在高水平的紧张和反应性时。互动结构降级是治疗早期阶段的关键干预措施。治疗师通过制定系统成员之间交流的规则，以及指导系统成员交流实现互动结构降级。在练习中，治疗师会指导会谈中系统成员之间的互相交流。总的来说，这项技术的目标是通过改变系统成员互动的顺序，达到消除破坏性互动模式的目的。

去三角化

在有多个系统成员的治疗中，经常会出现治疗师与成员之间的三角关系（Rait，2000）。三角化是默里·鲍恩（Murray Bowen）家庭系统理论的一个概念（Bowen，1978），是指卷入第三者缓解两个人之间的紧张关系。在 SFT 中，由于治疗师的角色是处理伴侣或家庭系统的紧张关系，因而保持与家庭问题的分离是一个挑战。鲍恩认为，两人体系在正常交流时是稳定的，在遇到了紧张的情况就会失去稳定性。因而，在治疗中，如果有一个以上的当事人，就会有三角化的风险（Rait，2000）。鲍恩认为，三角化无处不在，很难避免，如果治疗师越能够意识到三角关系及其对家庭系统的影响，那他越能够在三角关系中保持平静。当事人在三角关系中体验到的情感强度很重要，他在三角关系中激烈的情绪会阻碍治疗师对家庭的工作。因此，从鲍恩的角度来看，治疗师能够控制他们与家庭接触时的情绪反应是很重要的。鲍恩建议，治疗师对三角化的觉察和他们的情绪反应可以帮助治疗师维持一种在情感上既可以与家庭保持独立，又能保持联系的关系。本书有关三角化的练习可以帮助治疗师训练如何去三角化，这是一种非常有用的治疗技术。

强调边界

设置和突出边界是系统中关键的治疗干预。每个系统都有自己的角色、规则和边界（无论是明言的还是暗含的），它们调节着人们进出家庭系统的身心活动，并影响着系统成员之间的关系。理想的边界是清晰、结构化和灵活的。当边界过于僵化或过于模糊时，家庭很难适应出现的挑战。强调边界有助于治疗师评估家庭成员之间的关系。

练习 6 中描述的技术可以帮助治疗师在治疗的时候评估边界，然后鼓励系统成员在会谈中直接谈论它们（即活现）。在会谈中谈论边界是关于一组新规则（边界）的即时对话，在这些规则（边界）中，系统成员能够直接与彼此沟通。治疗师可以在制定边界和规则的过程中改变它们，以允许系统成员以不同的方式体验家庭互动模式。

系统性问题：促进换位思考

治疗师能否提出好问题是与系统工作的关键技术。提出的问题能够促使系统成员反思，这些反思性问题（reflexive questions）帮助系统成员思考他们自己和他们在关系中的角色。在这个练习中，我们关注的是系统成员的换位思考，它帮助系统成员考虑系统中其他重要人员的观点，以温和而非对抗的方式挑战系统成员。这些问题能够帮助一个系统成员思考另一个成员的内心感受，以及一些行为是如何影响这些成员的。这些问题可以涉及情绪、认知或行为。治疗师提出关注此时此地的问题，能够促进当事人聚焦当下，帮助当事人加深对自己的理解，并考虑他们以前可能没有考虑过的观点。

唤起希望

唤起希望是 SFT 理论的共同因素。当系统成员感到更有希望时，他们会更积极地参与治疗，更有动力改变自己的处境；反之亦然，当他们感到希望渺茫时，他们会变得士气低落、动力不足，最终可能只是在治疗中走过场。在 SFT 中增加希望的操作方法很少。在练习 8 中，我们提供了一项技术，可以帮助治疗师理解（validate）当事人，并对他们的情况提供不同的视角，特别关注他们的优势和乐观的结果。

关注多样性

系统家庭治疗师必须具备应对更广泛的系统中的多样性的胜任力。每个系统都代表着自己独特的文化。在治疗关系中关注多样性和公平性可以建立更深入、更真实的治疗关系。系统成员的社会身份，以及这些多重身份的交集，为治疗师提供了一个了解个人生活经历的窗口，并为治疗师提供了一个深化治疗过程的机会。治疗师必须创造一个安全的空间，将多样性的话题在治疗过程中凸显出来（PettyJohn et al., 2020）。由治疗师发起的涉及多样性的对话，让当事人和治疗师都有机会承认自己的位置、多重身份和某些特权。练习9训练治疗师能够真诚、好奇地接近当事人的独特生活的技术。

建立治疗同盟：制定治疗目标

确立目标是治疗中重要的关系变量。当系统中不止一个成员来寻求治疗时，治疗情况会更复杂，因为治疗师必须努力满足每个成员的目标。有时这是一个挑战，因为不同成员的目标可能非常不同。如何与多个系统成员建立共同目标，甚至在相互排斥的目标中建立共同目标是SFT建立良好的治疗同盟的关键。

追踪互动循环

在与系统一起工作时，治疗师需要能够跟踪互动模式，从而最好地了解在系统中干预的位置。系统中的关系以循环因果关系为特征

第 1 章 刻意练习和系统家庭治疗的介绍与概述

（成员 1 和成员 2 相互影响）。一个人的思想、感觉和行为通常与系统中其他成员先前的思想、感觉和行为联系在一起。练习 11 的目标是帮助治疗师熟练地理解一个系统的负向互动循环，这样他们就可以反过来帮助当事人系统地思考他们的经历，并探索他们在互动循环中的角色。这个过程可以帮助当事人更充分地了解在家庭系统中他们的内在体验与他们的行为和情感关系。追踪互动模式是干预不良互动模式的必要的一步，是 SFT 的关键技术。

互动结构化：促进活现

家庭治疗中每次出现的不止一个成员，因此促进家庭成员之间活现是 SFT 的关键干预技术。互动结构有助于促进参与治疗的系统成员之间的互动。当治疗师促进在场家庭成员之间的互动时，互动结构就会发生。在治疗中，治疗师会刻意弱化会谈的结构性，促使成员活现治疗之外的互动。在活现过程中，治疗师退后一步，促进当事人之间的直接互动，在这个过程中，治疗师能更好地了解系统成员是如何互动的。练习 12 中的技术侧重于启动系统成员之间的活现。这个技术的优势在于，促进了系统成员之间的互动，会为他们提供不同的体验，这种体验可能比他们在治疗之外通常进行的互动更具治愈性。

刻意练习在 SFT 训练中的角色

在美国，专注于 SFT 培训的培训项目是由婚姻和家庭治疗教育认证委员会认证的。在美国和国际上，其他专业的学位（如社会工作、咨询）也将 SFT 实践作为临床培训的一部分。硕士水平的培训项目通常从与系统相关的基本技术和理论开始,并有一个配套的实习前课程,在这个课程中学习初步的治疗技术。此外,在所有经过认证的 SFT 项目中,学生每周都要接受一名训练有素的督导师的督导,督导师督导学生的原始咨询情境,包括视频或现场治疗。如果项目将刻意练习整合到训练中,那么在理论教学、临床干预、实习和督导之间有一个强有力的链接。在理论和临床课程中,新手治疗师首先学习治疗效果的关键技术和这些技术的理论基础。在实习前和实习环境中,初级治疗师学习应用和实践这些技术。督导是一种环境,在这种环境中,督导师可以持续地考察治疗师在实践的工作。本书中描述的核心 SFT 技术可以在整个培训过程中进行评估和跟踪,因此,我们认为在整个项目中加入刻意练习是有益的。因为,所有获得认证的课程都需要确认和追踪学生的成绩,作为其认证标准的一部分。刻意练习提供了一种理想的机制来教授和评估这些结果。

本书结构概览

本书由三部分组成。第一部分包括第 1 章与第 2 章,这部分指导读者学会使用这些练习。我们发现,如果提前给训练者和受训者太多指导,会让他们有压迫感,最终会跳过这些内容。因此,我们让这里的指导尽可能的简洁明了,只介绍开始练习需要的最基本的信息。关于充分利用刻意练习的进一步指引,可以看第 17 章。至于如何监控和调整练习难度的指导,可以在附录 A 中找到。**不要跳过第 2 章的说明,而且在你熟悉了基本说明之后,务必要阅读第 17 章和附录 A 的额外说明。**

第二部分包含 12 项聚焦于技术的练习,按照难易程度排序,分为初阶、中阶和高阶（见表1-1）。每一项练习都包括一个简明的练习概述、指导受训者的当事人和治疗师的对话范例、分步的练习导引，以及一张掌握相关技术的技术标准清单。接下来呈现的就是当事人陈述和治疗师回应范例，也是按照从易到难的顺序（初阶→中阶→高阶）排列。当事人陈述和治疗师回应分开呈现，这样，扮演治疗师的受训者有更多的自由即兴回应，而不受范例的影响。只有受训者难以给出即兴回应时，才需要参考回应范例。第二部分的最后两个练习则是通过模拟治疗会谈，让你有机会综合练习前面的12项技术。练习13提供了一个治疗会谈范例的逐字稿，展示了SFT技术的运用，并清晰地标注了所使用的技术，我们可以看到这些技术在一个真实的会谈中是怎样融合的。我们邀请每位SFT受训者使用练习13中的逐字稿，扮演治疗师或当事人，来体验一次会谈是如何展开的。练习14提供了如何进行真切的模拟会谈的建议，也提供了按难度（初阶→中阶→高阶）排列的当事人资料，受训者可以据此进行即兴的角色扮演。

第三部分包含第17章，为训练者和受训者提供了一些额外指引。第2章的指引主要注重程序性的做法，第17章则从更大的图景出发来提供指导，强调了充分利用刻意练习的六个关键点，介绍了灵敏回应的重要性、关注受训者的福祉、尊重受训者的隐私以及训练者自我评估等主题。

本书包含三个附录。附录A指导你学会监控和调整训练难度。附录A提供了一份刻意练习反应评估表，这是为扮演治疗师角色的受训者准备的，填完这个表，就能够看到这个练习是否太难或者太容易。附录B是一份刻意练习记录表，可用于在培训课程的最终评估中记录受训者的体验。本记录表另外一个目的是为受训者提供一个模板，以便探索和记录没有督导师指导的情况下以及会谈间的刻意练习的体验。附录 C 提供了一个 SFT 课程大纲的示例，可以看到如何将 14 项刻意练习以及其他支持材料整合到一个更全面的 SFT 训练课程中。指导者可以选择调整这个大纲，或者选择大纲中的某些元素，并将其整合到自己的课程中。

第 2 章

系统家庭治疗的刻意练习说明

本章的基本指导适用于本书全部的练习。对于每项练习的具体指导，会在每个练习章节最前面呈现给读者。第 17 章也给训练者和受训者提供了重要的指导，有助于读者充分地利用刻意练习。在完成一个难度级别内的第一轮练习之后，可利用附录 A 调整难度。附录 A 给出了如何监控和调整练习难度的指导，还包括一份刻意练习反应评估表，扮演治疗师的受训者可以通过填写这张表格评价练习是否太难或者太简单。**难度评估是刻意练习过程的重要部分，不可略过。**

总览

本书中提供了很多假设的治疗情境供读者进行 SFT 的刻意练习。角色扮演需要 3~5 个人来完成：1 名受训者扮演治疗师，1~3 名受训者扮演当事人；1 名训练者（教授或者督导师）进行观察，提供反馈（或者，1 位朋辈受训者也可以进行观察，提供反馈）。

本书为每一个角色扮演练习都准备了逐字稿，每篇逐字稿都有**当事人的陈述**和**治疗师的回应示例**。当事人陈述按难度从初阶到高阶进行分级，不过这些难度分级也只是一个大约的估计，实际的难度取决于受训者的主观体验。例如，某些受训者感觉当事人的愤怒不难处理，但是另一些受训者会觉得太难了。这样，对于受训者来说，**评估和调整难度**就能够确保受训者始终在最近发展区（不是太容易，也没有太难）进行练习。

时间框架

我们建议每次练习为 90 分钟，大体安排如下。

- 开始 20 分钟：定向。训练者介绍将要练习的 SFT 技术，并跟一名志愿受训者一同展示练习过程。
- 中间 50 分钟：受训者分成 2~4 人的小组分别进行练习。训练者或者朋辈受训者在整个过程中提供反馈，监控难度。在每一组陈述完成后，根据情况调整难度（关于如何进行难度调整，请参阅附录 A 说明）。
- 最后 20 分钟：评估、反馈以及讨论。

准备

以下是准备工作。

- 每位受训者都需要本书。
- 每项练习都需要刻意练习反应评估表。学员还应在培训课程的最后、会谈之间、其他的刻意练习后完成刻意练习记录表。这两个表可以在附录 A 和附录 B 中找到。
- 受训者 2~4 人一组。每个技术练习开始时都会明确所需的受训者人数的确切数量。一般 1 名受训者自愿扮演治疗师，1~3 名受训者自愿扮演当事人，每 15 分钟练习后进行轮换。就如我们之前提到的，每组还需要 1 位观察者，可以是训练者，也可以是一位朋辈受训者。

训练者的角色

训练者的主要职责如下。

- 给出纠正性反馈，包括受训者的回应多大程度达到了技术标准，以及任何关于如何提高回应质量的必要指导。
- 提醒受训者在完成当前难度水平（初阶、中阶、高阶）的当事人陈述后，进行难度评估并调整难度等级。

如何练习

每一项练习都有逐步说明。受训者需要严格遵循这些说明，因为每一个步骤都很重要。

技术标准

在前面 12 项系统家庭技术练习中，每个技术有 2~4 个技术标准，这些标准描述了该技术的重要成分或原则。

让受训者进行角色扮演，目标在于让受训者能够即兴回应当事人

陈述。这种即兴回应应该是这样的：

- 与当事人同频；
- 尽可能地达到技术标准；
- 受训者有真实感。

受训者可以拿到有治疗师回应范例的逐字稿，能够对如何将技术标准融入具体的回应有一些体感。**需要注意的是，受训者并不需要把回应范例的逐字稿读出来！**心理治疗是高度个人化的、即兴的；刻意练习的目的是发展受训者在一个一致的框架中进行即兴回应的能力。死记硬背逐字稿是一种事与愿违的做法，无法帮助受训者在治疗中变得更加具有回应性、真诚以及与每一个独特的当事人同频。

本书三位作者（布罗、西铎和德布拉）撰写了所有逐字稿中的示范回应。但是受训者的个人风格可能会与示范的回应有些许或者巨大的不同。受训者在经历了一段时间的练习后，可以根据 SFT 的基本原则和策略发展出自己的风格和表达方式。为了促成个人风格的形成，本书使用技术标准和持续反馈的方式，来尽可能让受训者有最大的即兴回应的自由度。受训者应该能够发现，有些示范回应没有达到全部的技术标准。这些示范回应也可以作为 SFT 技术灵活应用的例子，也是在提示受训者，SFT 有非常大的自由度，在这个自由度上面，总是优先考虑与当事人的同频。

角色扮演的目标是让受训者练习对当事人陈述的即兴回应，这些即兴回应应该具备如下特征：

- 与当事人同频；
- 达到尽可能多的技术标准；
- 受训者有真实感。

反馈与讨论

每一组角色扮演后的回顾和反馈环节包含两个部分。

第一，扮演当事人的受训者简要地分享接收到治疗师回应的感觉，这能够帮助受训者了解到他们与当事人同频的情况。

第二，训练者提供一个基于技术标准的简短反馈（少于 1 分钟）。尽可能让反馈具体、可操作、简短，给技术演练留出更多时间。如果一名训练者带领多组受训者，那么训练者需要在整个教室中走动，观察所有的受训者小组，并给出简短的反馈。如果训练者没法到场，那么扮演当事人的受训者根据技术标准以及接受治疗时的感受，向治疗师提供反馈。或者，也可以由另一名受训者进行观察并提供反馈。

训练者（或者朋辈观察者）应该记住，所有的反馈都要具体且简短，不要偏离主题去讨论理论。我们有很多其他的机会可以讨论 SFT 的理论和研究。在刻意练习中，最重要的就是要通过角色扮演进行长时间持续的行为演练。

最终的评估

所有的受训者轮换过所有角色以后，训练者要给出评价。受训者可进行简短的小组讨论，讨论可为家庭作业的重点和未来的刻意练习提供思路。为此，附录 B 提供了一个刻意练习记录表。此表格可作为最终评估的一部分，以帮助受训者记录和处理与督导师进行会谈的体验。本记录表另外一个目的是为受训者提供一个模板，以便探索和记录没有督导师指导的情况下进行额外练习以及会谈间的想法和感受，比如单独练习或者当 2~3 名受训者一起练习时，可能其中一位受训者要担任督导师的角色。受训者如果愿意，可以在下一次练习开始时与督导师讨论这些体验。

第二部分

系统家庭治疗技术的刻意练习

本书的这一部分提供了 12 项基本的 SFT 技术的刻意练习，这些练习是按照咨询师技术发展的阶段由易到难组织的。尽管我们希望训练者能够按照我们给出的顺序逐个进行练习，但是可能有的训练者会按照自己的课程需要规划这些练习，因此顺序会有所不同。我们也提供了两个可以把所有的技术组合在一起的综合练习，一个是基于有注解的 SFT 会谈逐字稿，另一个是 SFT 模拟会谈。

第 3 章

练习 1：建立治疗的系统视角

准备

1. 阅读第 2 章中的说明。
2. 附录 A 中的刻意练习反应评估表和附录 B 中的刻意练习记录表。

练习背景

系统治疗师从系统的角度与个体、伴侣和家庭开展工作。**对于这一特定的技术，你需要两名受训者：一名治疗师和一名当事人。**在每轮当事人陈述之前，我们提供了相应的个案背景。个案背景由下划线标注，首先阐明关系类型，随后补充额外的背景信息（例如，"<u>家庭——父亲和青春期女儿</u>"）。请确保在每轮当事人陈述之前，扮演当事人的受训者先大声朗读下划线部分的背景信息。如果在特定练习情境中，受训者的数量超过了指定的当事人角色数量，那么可以让一名或多名受训者在外圈对该轮角色扮演进行观察。我们鼓励受训者轮流扮演治疗师、当事人、观察者，以确保每个人都有机会参与练习。

技术描述

技术难度等级：初阶

尽管其他治疗领域通常将个体视为标准的治疗单位，但 SFT 则更广泛地关注伴侣和家庭系统。系统治疗的一个核心要素是努力将整个系统带入治疗空间。通常，伴侣或家庭成员对参与治疗持怀疑态度，或者可能不认为自己是问题的一部分。治疗师努力帮助家庭成员从系统的角度理解所呈现的问题，这包括一个观点：问题往往通过互动得以维持（Minuchin，1974）。系统治疗的重点在于利用关系的力量促进改变，因此，治疗师与家庭系统中的每位成员建立联结至关重要，这样每位成员都能在治疗过程中感到被倾听、被接纳，也能理解自己在治疗过程中的重要性（Szapocznik & Hervis，2020）。**这项技术的目标是帮助当事人采用系统的视角看待所呈现的问题，并认识到系统在促进改变中的重要性**。在治疗初期（如在信息收集、评估阶段，或者在新的当事人重要家人出现时），可以通过电话沟通和面对面交流来提供系统性解释。在整个治疗过程中，保持治疗联结并确保与系统内所有成员的持续接触也很有帮助。

练习 1 的技术标准
1. 确认/认可当事人所看到的问题。
2. 提供系统性解释，说明系统/关系疗法的潜在益处。
3. 使用开放式问题，了解系统性解释与当事人的契合度。

治疗师为治疗提供系统性解释的示例

示例 1

伴侣——一方（当事人）要求针对抑郁进行个体治疗。

当事人：[悲伤]我就是一直感觉特别抑郁。我觉得如果能解决成长中我和父母的一些问题，我就能成为一个更好的伴侣。

治疗师：听上去你现在真的很难应对你的抑郁，而且它可能和你的早年生活有关。（标准1）你知道吗，让你的另一半参与进来可能会有帮助。他在场的话可以增进你们之间的理解，而更牢固的关系确实是有助于缓解抑郁的。（标准2）你觉得呢？（标准3）

示例 2

家庭——父母离婚后，父母一方要求为青春期的儿子进行心理治疗。

当事人：[担忧]我觉得我儿子需要一个空间来处理他对我们离婚产生的一些情绪。

治疗师：你想给儿子提供一个情绪的宣泄口，这很好。（标准1）让父母参与会谈也有一定的价值，因为这是帮助孩子应对父母离婚以及所有丧失感的关键部分。这样，他不仅能学到一些调节情绪的技术，还能了解你们的关系如何能帮助他应对情绪。（标准2）和儿子一起参与会谈，你觉得怎么样？（标准3）

示例 3

伴侣—— 一方知道另一方有创伤史,因此对邀请其参与治疗十分犹豫。

当事人:[**犹豫**] 我觉得在我丈夫处理好他过去的创伤之前,我们的关系问题没法解决。

治疗师:你们的关系和他的创伤无疑是两个重要的问题,但研究表明,这两个问题的解决是密切相关的。(标准 1 和标准 2)如果你们俩都参与进来,我们可以努力加强关系,并利用这种关系的力量来帮助他处理创伤。(标准 2)和他一起处理创伤的话,什么能让你感觉更舒适一点呢?(标准 3)

练习指导
第一步:角色扮演并反馈
• 在每个当事人陈述之前,当事人(即扮演当事人的受训者)大声朗读下划线部分的背景信息。 • 当事人开始第一个初阶当事人陈述。治疗师(即扮演家庭治疗师的受训者)根据技术标准**即兴做出**回应。 • 训练者(如果没有则由当事人)根据技术标准提供**简短**反馈。 • 当事人重复同一个当事人陈述,治疗师再次即兴回应,训练者(或当事人)再次提供简短反馈。
第二步:重复练习
• 对**当前难度等级**(初阶、中阶、高阶)中的所有当事人陈述重复第一步。
第三步:评估并调整难度等级
• 治疗师完成刻意练习反应评估表(见附录 A),并决定是否调整难度。

第3章 练习1：建立治疗的系统视角

练习指导
第四步：重复练习 15 分钟
• 重复第一步至第三步，至少 15 分钟。 • 受训者轮换角色并重新开始。

现在轮到你们了！按照练习指导中的第一步和第二步练习。

请记住：角色扮演的目的是让受训者练习以一种（1）使用技术标准且（2）让受训者感觉自然真实的方式，即兴回应当事人陈述。**本练习的最后，对每个当事人陈述提供了治疗师的回应示例。在阅读示范之前，受训者应先尝试做出自己的即兴回应。**

练习 1 的初阶难度当事人陈述
初阶：当事人陈述 1
伴侣——这是与其中一方进行的个体治疗。前来治疗的原因是双方过去在关系中都有过不忠行为。 [**不确定**] 我和我对象以前都做过伤害对方的事。我不确定我们还能不能信任彼此。
初阶：当事人陈述 2
家庭——一位因焦虑而挣扎的青少年在没有家人陪同的情况下参与治疗。 [**沮丧**] 我的家人就是相处不来。好像一点点小事就能让我们吵得不可开交。
初阶：当事人陈述 3
家庭——父亲要求为儿子做治疗，因为最近儿子出现了行为问题。 [**恼火**] 我儿子以前跟我关系很好，但过去这几年，他撒谎、捣蛋，这使我们有了很大的隔阂。我就是没法再信任他了。

练习 1 的初阶难度当事人陈述

初阶：当事人陈述 4

伴侣——一方因抑郁接受个体治疗后，正在考虑进行伴侣治疗。

[**胆怯**] 我和我对象都因为抑郁和焦虑见过个体治疗师。但我们从没一起做过治疗。

初阶：当事人陈述 5

伴侣——一方因最近曝光的出轨事件寻求治疗。

[**忧心忡忡**] 每天我都忍不住去想，我对象会不会离开我。

> ✋ 在进入下一个难度之前，评估并调整难度等级（参见练习指导中的第三步）。

练习 1 的中阶难度当事人陈述

中阶：当事人陈述 1

伴侣——一方因对关系不满而寻求支持。

[**沮丧**] 我对象因为之前的感情经历，好像有很多信任问题。我跟他说不明白，在他之前的关系里出轨的那个人不是我！

中阶：当事人陈述 2

家庭——一位家长因为担心女儿抑郁，来寻求育儿方面的支持。

[**焦急**] 我和我丈夫就是不知道该怎么帮我们闺女。她看起来很消沉，但我们找不到办法让她开口说说心里话。

中阶：当事人陈述 3

家庭——今年年初，当事人的伴侣/孩子的继父去世了，因此前来寻求支持。

[**伤心**] 年初我失去了丈夫，但孩子们都不想提这事儿。我自己也好不到哪儿去。他们要是能聊一聊这事儿也许能好一些，但他们总是在回避。

第3章 练习1:建立治疗的系统视角

练习1的中阶难度当事人陈述
中阶:当事人陈述 4
伴侣——一方前来治疗,说自己极度焦虑,无法出门。
[挫败] 我不知道自己到底怎么了,焦虑得要命,几乎没办法走出家门。我知道我对象很担心我。
中阶:当事人陈述 5
家庭——一名青少年展现出退缩行为。
[难过] 我觉得我把所有对我重要的人都推开了,现在感觉好孤独啊!

> 在进入下一个难度之前,评估并调整难度等级(参见练习指导中的第三步)。

练习1的高阶难度当事人陈述
高阶:当事人陈述 1
家庭——一名家长为其易激惹的孩子寻求支持。
[担忧] 我真的很希望我家孩子能得到所需的帮助,我感觉他现在对很多事情都很质疑。我觉得如果我在场,他可能就不怎么敞开心扉了。
高阶:当事人陈述 2
家庭——一名家长在孩子被学校开除后寻求帮助。
[沮丧] 如果我儿子再不好好控制自己的行为,他的学业就完蛋了!他老是闯祸!你们能做些什么来帮帮他吗?
高阶:当事人陈述 3
家庭——一名被认定有对立行为和品行问题的青少年正在与治疗师进行首次会谈。
[固执地] 我一点儿也不想来这儿。我老爸老妈非要我来,说要是我不来,他们就把我赶出家门。

练习1的高阶难度当事人陈述
高阶：当事人陈述 4
伴侣—— 一方正在接受治疗，讨论关系中的问题。治疗师认为，如果另一方也在场，治疗会更有效，并建议邀请另一方参与治疗。 ［困惑］我不知道。我真的很需要一个地方，既能分享我的感受，又不用担心他会听到。
高阶：当事人陈述 5
伴侣—— 一个人首次与伴侣一起参与会谈，并对治疗师关于如何在伴侣治疗的模式下继续工作的说明做出回应。 ［防御地］我对象有很多问题需要解决，在她自己的状态好起来之前，我在这里没什么意义。

评估并调整难度等级（参见练习指导中的第三步）。如果适当的话，请按照指导将练习变得更具挑战性（参见附录 A）。

治疗师回应示例：建立治疗的系统视角

请记住：在阅读示范之前，受训者应尝试自己即兴回应。**不要逐字阅读以下回应，除非你自己无法做出回应！**

对练习1初阶难度当事人陈述的回应示例
对初阶陈述 1 的回应示例
听起来你们双方都做过一些伤害对方的事，这让你们很难再相互信任。（标准1）在信任不足的情况下，让你们一起参与治疗可能看上去很难。但我们知道，你俩一起参与治疗，是解决你们信任问题的最好机会（标准2）关于让你对象参与我们的治疗，你可以和我说说你的想法吗？（标准3）

第3章 练习1：建立治疗的系统视角

对练习1初阶难度当事人陈述的回应示例

对初阶陈述2的回应示例

我听出来你很看重家庭的和睦，但最近这似乎不太可能。（标准1）家庭治疗的一个好处就是，它能帮助家庭成员找到更有效的沟通方式，这样大家慢慢就不会那么焦虑了。（标准2）你觉得对你家来说这个方法怎么样？（标准3）

对初阶陈述3的回应示例

听上去你很怀念曾经和儿子的亲密时光，你觉得是他的一些行为影响了这种亲密。（标准1）父母和孩子一起参与治疗，来解决那些影响亲子关系的困难行为，对你们双方都会很有帮助。通过这样的方式，你们俩都能学习如何管理行为，也能与对方重新建立一些联结（标准2）你觉得和儿子一起参与治疗听上去如何？（标准3）

对初阶陈述4的回应示例

听起来你对伴侣治疗的形式有些不确定。（标准1）继续处理你的抑郁和焦虑症状对你的整体健康十分重要。你知道吗？这些症状其实也可以在伴侣关系中得到有效控制。（标准2）对于让你对象加入我们的治疗，有什么是可以让你更能接受这一形式的吗？（标准3）

对初阶陈述5的回应示例

听起来你非常担心对方会离开你，这样的担心把你压得喘不过气。（标准1）了解对方的感受，以及你们各自在关系中的体验，可能会有所帮助。这通常是伴侣治疗的主要目标之一。（标准2）让你对象加入我们的治疗，你觉得怎么样？（标准3）

对练习1中阶难度当事人陈述的回应示例

对中阶陈述1的回应示例

我知道，看着对方陷入信任困境，并且感觉他过去感情中的伤痛都指向了你，这些都让你很难受。（标准1）伴侣治疗通常能有效解决过往关系对当前关系的影响。（标准2）要是你们在治疗中一起讨论这个问题，你觉得可能会是什么样子？（标准3）

041

对练习 1 中阶难度当事人陈述的回应示例
对中阶陈述 2 的回应示例
你意识到女儿可能抑郁了,而且知道她能说出自己的感受很重要,这真的很棒。(标准 1)孩子抑郁时,让父母也参与治疗很有价值,这样你们都能学会处理困难情绪,也能一起找到支持她康复的最佳方式。(标准 2)你觉得和女儿一起参与治疗怎么样?(标准 3)
对中阶陈述 3 的回应示例
听起来因为你丈夫的离世,你们家人都很伤心。(标准 1)有时候,逃避那些痛苦的感受确实比说出来更容易。尽管你们可能都不确定谈论悲伤有什么好处,但一家人一起聊聊,能让你们有机会理解这一丧失对每个人的意义。(标准 2)你觉得一家人一起谈谈你丈夫的离世会怎么样?(标准 3)
对中阶陈述 4 的回应示例
听起来现在你的焦虑已经难以控制了,连你对象都注意到了。(标准 1)听了这些,我觉得让你对象参与进来可能会有帮助。这样的话,你们都能更加了解如何处理焦虑,还能一起找到一些有助于管理焦虑的方法。(标准 2)你觉得呢?(标准 3)
对中阶陈述 5 的回应示例
你感到孤独,听起来你已经不想再推开那些对你很重要的人了。(标准 1)关系治疗就是让我们的重要家人也参与进来,帮助我们学会如何表达自己的感受并获得支持。(标准 2)邀请一个对你很重要的人参加你的下一次治疗,你觉得怎么样?(标准 3)

对练习 1 高阶难度当事人陈述的回应示例
对高阶陈述 1 的回应示例
你希望他能得到一些帮助,这特别好。我听到了你的担心,你希望他有一个途径能说说自己的经历。(标准 1)有时候,父母会担心孩子在自己面前不愿开口,但实际上,有亲近的人在治疗过程中支持他,往往会对他更有帮助。(标准 2)你觉得参与他的下一次治疗怎么样?(标准 3)

对练习 1 高阶难度当事人陈述的回应示例
对高阶陈述 2 的回应示例
听起来你很担心儿子的行为,以及这对他学业造成的影响。(标准 1)研究表明,让重要的家庭成员参与治疗过程,是处理困难行为最有效的方式。通过这种方式,你们每个人都有机会为他的进步出一份力。(标准 2)下一次治疗和他一起参加,你觉得怎么样?(标准 3)
对高阶陈述 3 的回应示例
我很感谢你,虽然你说不想来,但还是来了。(标准 1)通常情况下,我们会邀请父母参与到孩子的治疗过程中,这样每个人都有机会分享自己对问题的看法。这也有助于减轻个人负担,避免让一个人觉得所有问题都是自己的错。(标准 2)你觉得邀请家人一起参与治疗怎么样?(标准 3)
对高阶陈述 4 的回应示例
你很在意自己的感受和隐私,同时可能也纠结要不要和另一半分享这些感受。(标准 1)很多时候,伴侣之间如果能够理解彼此的感受,双方都会轻松一些。这样的话,对方就能在你需要的时候提供支持。(标准 2)让你的伴侣参与一部分你的治疗,你觉得怎么样?(标准 3)
对高阶陈述 5 的回应示例
听起来你已经注意到你对象在努力改进某些方面,并且你觉得在你加入治疗之前,她首先做出一些改变,这也是合理的。(标准 1)同时,我们也知道,让另一半加入治疗可以帮助你们在处理其他问题的同时,加强彼此之间的联结。这样的话,你们更有可能在这段困难时期共同成长。(标准 2)你对于一起进行治疗有什么顾虑吗?(标准 3)

第 4 章
练习 2：建立治疗同盟之建立联结并加入系统

准备

1. 阅读第 2 章中的说明。
2. 附录 A 中的刻意练习反应评估表和附录 B 中的刻意练习记录表。

练习背景

系统治疗师从系统的角度与个体、伴侣和家庭开展工作。**对于这一特定的技术，你需要五名受训者：一名治疗师和四名当事人。**在每轮当事人陈述之前，我们提供了相应的个案背景。个案背景由下划线标注，首先阐明关系类型，随后补充额外的背景信息（例如，"<u>家庭——父亲和青春期女儿</u>"）。请确保在每轮当事人陈述之前，扮演当事人的受训者先大声朗读下划线部分的背景信息。如果在特定练习情境中，受训者的数量超过了指定的当事人角色数量，那么可以让一名或多名受训者在外圈对该轮角色扮演进行观察。我们鼓励受训者轮流扮演治疗师、当事人、观察者，以确保每个人都有机会参与练习。

技术描述

技术难度等级：初阶

治疗同盟（也称治疗关系）是有效治疗的核心要素。尤其是在治疗初期，治疗同盟的强度是积极改变的有力预测因素。尽管对治疗同盟的描述各异，但我们重点关注爱德华·波丁（Edward Bordin）于1979年提出的泛理论概念化，即治疗同盟由任务（tasks）、目标（goals）和联结（bonds）这三个不同的内容维度构成。第一个维度"任务"，指治疗师与当事人在治疗过程和结构上的共识。第二个维度"目标"，指当事人与治疗师对治疗预期结果的共识。第三个维度"联结"，捕捉治疗师与当事人之间的共情联结。在与伴侣和家庭工作时，治疗师需要与系统中的每位成员分别在每个维度上建立同盟，这使得建立治疗同盟的技术迅速变得复杂。本练习的技术侧重于治疗同盟中的联结。

这项技术的目标是训练治疗师以正面的方式与当事人系统中的所有成员建立联结。系统同盟中的联结包括治疗师与系统中每位成员之间的情感联结。为了与系统建立联结，治疗师要能传达对每个系统成员的接纳态度，并尊重他们在这个世界上的存在方式。家庭治疗师应尝试通过与每位系统成员分别建立联结来促进他们的参与，但不应强迫任何人发言，也不应让任何成员感到不必要的不适。治疗师尤其需要与那些在改变过程中具有高度影响力的系统成员以及那些有能力阻碍系统参与治疗的成员建立紧密的联结。经验丰富的治疗师可以在几分钟内建立初步联结，但这些联结真正深化则需要经过多次治疗会谈。经验丰富的治疗师还能与系统中的每位成员建立联结，即使他们对自身情况的看法各不相同。

为了与系统中的每位成员建立真正的联结，治疗师要以正面的关系品质与他们建立联结，如共情、温暖、善意、好奇、同情、幽默、关心、关怀、接纳和理解。这种联结不带有负面的关系品质，如评判、粗鲁、不耐烦或不认可。需要注意的是，在与系统中的个体建立联结时，治疗师不必认同他们的行为或观点，并且要避免表现出对某个系统成员的偏袒或偏爱。

练习 2 的技术标准

1. 明确地传达你正在倾听每位系统成员对问题或会谈内容的独特看法。
2. 对每位系统成员以温暖、理解和接纳的方式，识别并反应其相关的情绪或意义。
3. （A）向系统成员寻求他们对治疗师和治疗过程的体验的反馈；（B）提议将治疗师或治疗过程作为疗愈或改变的契机。

治疗师建立联结并加入系统的示例

示例 1

<u>青春期的儿子和母亲——母亲对儿子的行为感到担忧。</u>

儿子：［沮丧］我们今天来这儿是因为我妈总是唠叨我，还冲我嚷嚷。她就是不依不饶的。

治疗师：我听到你说，（标准 1）你觉得你妈妈总是唠叨你，这让你很沮丧、也很苦恼。（标准 2）对于我刚刚说的你有什么想法？（标准 3A）

母亲：［微笑着］我从没想过我老了还会被人说成是唠叨鬼！我

只是想让家里井井有条。

治疗师：我听到（标准1）你说你对儿子的要求是出于好意，而且听到自己成了"唠叨鬼"你很震惊［微笑着］。（标准2）今天在治疗里谈论这些对你来说是什么感觉？（标准3A）

示例2

一对女同性伴侣——二人讨论关系中的亲密感缺乏以及对不忠的恐惧。

伴侣1：［指责］如果我不用每次在她出差时都担心她背叛我们的关系，我在这段关系中会开心很多。

治疗师：我听到你每次在她出差时都很担心，（标准1）担心她会做出一些威胁到你们关系的事情。你一个人在家还要一直担心这些，一定很可怕。（标准2）刚刚我说的这些听起来如何？（标准3A）

伴侣2：［防御］这个话题对我来说很难，因为我没有做错任何事。我从来没有背叛过她，以后也不会。就算我向她保证，好像也无济于事。我不知道还能做些什么。

治疗师：谢谢你分享你的观点。（标准1）对你来说，这也是一个困难的情况，只是原因不同。你感到沮丧的一点是，你试图让她放心，但似乎没什么用。（标准2）你愿意继续通过治疗来探索你们之间的这些差异吗？（标准3B）

示例3

母亲、父亲和两个年幼的孩子——父亲抱怨家庭生活混乱。

父亲：［**不知所措**］我一直试着让我们每晚都坐在餐桌上吃饭，但结果通常都像马戏团一样。我希望她（妻子）能更支持我，也希望孩子们能听我的话。

治疗师：我听到你一直在努力实行一些家庭仪式，比如刚刚提到的，一家人一起吃晚饭。（标准1）但你感到挫败，因为并不是每个人都支持这个计划，这还使家里的关系更紧张了。（标准2）你愿意利用治疗过程来进一步探索事情是如何偏离正规的吗？（标准3B）

治疗师：［**对孩子1说**］你怎么看待吃饭时的情况？

孩子1：［**小声地**］我喜欢在桌子上一起吃饭，但爸爸经常大喊大叫，这时候我宁愿回房间自己把饭吃完。

治疗师：我听到你吃饭时的体验和你爸爸的不同，虽然你也感受到了一些紧张，但是这和你爸爸的感受不太一样。（标准1）你不得不一个人在房间里吃饭，听起来很孤独。（标准2）我们用治疗来解决这个问题怎么样？这样你们就不会为此不停争吵了，这听上去怎么样？（标准3B）

练习指导

第一步：角色扮演并反馈

- 在每个当事人陈述之前，当事人（即扮演当事人的受训者）大声朗读下划线部分的背景信息。
- 当事人开始第一个初阶当事人陈述。治疗师（即扮演家庭治疗师的受训者）根据技术标准**即兴**做出回应。
- 训练者（如果没有则由当事人）根据技术标准提供**简短**反馈。
- 当事人重复同一个当事人陈述，治疗师再次即兴回应，训练者（或当事人）再次提供简短反馈。

练习指导
第二步：重复练习
• 对**当前难度等级**（初阶、中阶、高阶）中的所有当事人陈述重复第一步。
第三步：评估并调整难度等级
• 治疗师完成刻意练习反应评估表（见附录A），并决定是否调整难度。
第四步：重复练习15分钟
• 重复第一步至第三步，至少15分钟。 • 受训者轮换角色并重新开始。

➔ 现在轮到你们了！按照练习指导中的第一步和第二步练习。

请记住：角色扮演的目的是让受训者练习以一种（1）使用技术标准且（2）让受训者感觉自然真实的方式，即兴回应当事人陈述。本练习的最后，对每个当事人陈述提供了治疗师的回应示例。在阅读示范之前，受训者应先尝试做出自己的即兴回应。

练习2的初阶难度当事人陈述
初阶：当事人陈述1
个体——最近结束了一段本以为会长久的恋爱关系，当事人因此感到痛苦。
[伤心]我来找你是因为两周前我男朋友和我分手了。我每天都在哭，还发现自己想偷偷跟踪他，看看他是不是已经在和别人约会了。

第4章 练习2：建立治疗同盟之建立联结并加入系统

练习2的初阶难度当事人陈述
初阶：当事人陈述2
母亲、父亲和两个青少年（15岁和17岁）——这个家庭在门禁问题上存在严重分歧，导致了大量争吵。 **父亲：**[**实事求是地**] 我们今天来见你，是因为孩子们——或者应该说是年轻人们——不遵守门禁。我已经厌倦了因为这事儿吵来吵去，这干扰了我的工作。 **母亲：**[**恼怒地**] 如果他（爸爸）能稍微帮一下忙，我就不用这么大声嚷嚷了。我需要他支持我执行门禁。
初阶：当事人陈述3
异性伴侣——女方担心二人关系逐渐疏远，于是预约了治疗；男方则不愿意参加会谈。 **女方：**[**指责、焦虑**] 我们的关系已经不对劲很久了。他从不关注我，只沉迷于他的足球联赛。我很担心我们这样会走不下去。 **男方：**[**难以置信**] 我不知道我在这里干什么。这肯定会是一场彻头彻尾的灾难。
初阶：当事人陈述4
一对外籍（美国境外出生）伴侣——他们已在美国生活了三年，来美国是为了让其中一方获得学位。 **伴侣1：**[**恼火**] 我们来美国是为了学习。我们以前从没接受过心理治疗，但我觉得这是当务之急，因为她看起来很低落，整天都在睡觉。她还总是对我发脾气。我感到很无助。 **伴侣2：**[**不开心**] 美国这地方真是糟透了。我不知道我们来这里做什么。这种治疗也不会有什么帮助。

练习 2 的初阶难度当事人陈述

初阶：当事人陈述 5

<u>重组家庭（生父、继父和两个青春期女儿，分别为 13 岁和 16 岁）——自从父亲出柜、离开妻子并与一个男人（继父）在一起后，这个家庭就一直争吵不断。</u>

继父：[**平静地**] 是我坚持要来心理治疗的。我以前去看过心理医生，确实对我有帮助。

大女儿：[**对继父，不赞成地**] 我也挺高兴我们来了这儿。自从你搬进来后，家里的气氛变得紧张多了。

> 在进入下一个难度之前，评估并调整难度等级（参见练习指导中的第三步）。

练习 2 的中阶难度当事人陈述

中阶：当事人陈述 1

<u>个体——最近结束了一段本以为会长久的恋爱关系，当事人因此感到痛苦。</u>

[**痛苦**] 我主要是感觉很绝望。我找朋友们求助，希望他们能来陪我度过失恋期，但他们都在外面玩，去酒吧之类的。我不喜欢那种场合。

中阶：当事人陈述 2

<u>母亲、父亲和两个青少年（15 岁和 17 岁）——这个家庭在门禁问题上存在严重分歧，导致了大量争吵。</u>

青少年 1：[**激动地**] 爸妈总是把我们当成罪犯一样。我们不是！现在他们还强迫我们来接受心理治疗。

青少年 2：[**疲惫地**] 我也厌倦了家里的争吵。如果我能看到治疗带来的帮助，我愿意试试。

练习 2 的中阶难度当事人陈述

中阶：当事人陈述 3

异性伴侣——女方担心二人关系逐渐疏远，于是预约了治疗；男方则不愿意参加会谈。

女方：［怨恨地］我们不仅渐行渐远，而且也不会再像以前那样经常亲吻了。我工作上还有很多事情要处理，他却对我的处境毫不在意。

男方：［防御地］她来这里说这些问题，但她在家里却从不和我说。我其实比她以为的更愿意沟通。

中阶：当事人陈述 4

一对外籍（美国境外出生）伴侣——他们已在美国生活了三年，来美国是为了让其中一方获得学位。

伴侣 1：［低落地］我来美国是为了获得一个国际学位，这样我的家人就会开心。但现在看来，我最爱的人好像总是不开心、总是生气。有时候我只想喝点酒，看看电视放空一下。

伴侣 2：［烦闷地］他从来都没时间陪我。因为我没有工作签证，只能整天待在家里。他整天都在忙他的学习，忙着和新朋友出去玩，过得很开心。而我却只是在原地踏步。

中阶：当事人陈述 5

重组家庭（生父、继父和两个青春期女儿，分别为 13 岁和 16 岁）——自从父亲出柜、离开妻子并与一个男人（继父）在一起后，这个家庭就一直争吵不断。

生父：［意味深长］我以前从没接受过心理治疗，但我想我们应该试一试。当我邀请本（继父的名字）搬进来时，我以为我们会成为一个幸福的大家庭。天哪，难道是我错了……

二女儿：［封闭地］我没什么可说的。

> 在进入下一个难度之前，评估并调整难度等级（参见练习指导中的第三步）。

练习 2 的高阶难度当事人陈述

高阶：当事人陈述 1

个体——最近结束了一段本以为会长久的恋爱关系，当事人因此感到痛苦。

[**哭泣**] 我觉得在这个世界上好孤独。我真的以为这段关系能成。[**抽泣**] 我简直不敢相信，他前一天还在说爱我，第二天就和我分手了。

高阶：当事人陈述 2

母亲、父亲和两个青少年（15 岁和 17 岁）——这个家庭在门禁问题上存在严重分歧，导致了大量争吵。

父亲：[**慎重地**] 我觉得我每天都在努力工作，好让这个家要什么有什么，但有时感觉自己好像在被利用。

青少年 1：[**生气**] 爸爸，别太荒谬！不是什么都要围着你转的。

母亲：[**对父亲，关切地**] 我们确实说过我们有多感激你，但你好像大部分时间都不在状态。

高阶：当事人陈述 3

异性伴侣——女方担心二人关系逐渐疏远，于是预约了治疗；男方则不愿意参加会谈。

女方：[**对男方，感激地**] 谢谢你今天能来。我真的希望我们的关系能好起来，希望我们俩都能幸福。

男方：[**握住她的手，温暖地**] 我也希望一切都能好起来。

高阶：当事人陈述 4

一对外籍（美国境外出生）伴侣——他们已在美国生活了三年，来美国是为了让其中一方获得学位。

伴侣 1：[**恼怒地**] 有时候觉得这一切毫无意义，也许我们就该离婚算了。

伴侣 2：[**对伴侣，焦虑地**] 你总是走极端。我爱你，我们来这儿是解决问题的。请不要做任何草率的决定。

第 4 章 练习 2：建立治疗同盟之建立联结并加入系统

练习 2 的高阶难度当事人陈述
高阶：当事人陈述 5
重组家庭（生父、继父和两个青春期女儿，分别为 13 岁和 16 岁）——自从父亲出柜、离开妻子，并与一个男人（继父）在一起后，这个家庭就一直争吵不断。 小女儿：[含泪，对全家说] 我真的很想妈妈，但我也爱你们所有人。我们已经回不到以前那样了。那我们现在能不能都再努力一点？

> ✋ 评估并调整难度等级（参见练习指导中的第三步）。如果适当的话，请按照指导将练习变得更具挑战性（参见附录 A）。

治疗师回应示例：建立治疗同盟之建立联结并加入系统

请记住：在阅读示范之前，受训者应尝试自己即兴回应。**不要逐字阅读以下回应，除非你自己无法做出回应！**

对练习 2 初阶难度当事人陈述的回应示例
对初阶陈述 1 的回应示例
听起来你在关系结束后正经历着一段非常艰难的时期。（标准 1）经历这一过程是非常痛苦的，（标准 2）我会在这里帮助你处理这些感受。（标准 3B）

对练习 2 初阶难度当事人陈述的回应示例

对初阶陈述 2 的回应示例

[**对父亲**] 听起来随着孩子们的成长，你的家庭正面临着一些压力。（标准 1 和标准 2）虽然这个阶段有压力是正常的，但我想进一步了解你为人父母的经历，以及工作上的压力。你愿意和我分享这些吗？（标准 3A）

[**对母亲**] 我听出从你的角度来看，（标准 1）家庭分工让你感到不满。（标准 2）听上去你也感觉压力很大，也需要支持。（标准 2）在治疗中处理这个问题会怎么样呢？（标准 3B）

对初阶陈述 3 的回应示例

[**对女方**] 我听出你真的很担心你们的关系，（标准 1 和标准 2）因为现在的状态你并不满意。（标准 2）这确实是一个很难处理的情况，（标准 2）我很高兴你来接受治疗，来解决你们面临的问题。（标准 3B）

[**对男方**] 听上去你对治疗并不是太积极。（标准 1）努力改善关系要下很大的决心，你愿意尝试治疗，我很佩服。（标准 2）我很高兴你今天能来试一试。虽然不能保证，但我见过许多伴侣关系通过伴侣治疗得到了改善。（标准 3B）

对初阶陈述 4 的回应示例

[**对男方**] 谢谢你分享这些。（标准 1）虽然和别人谈论个人问题有些奇怪，但我会尽力让你感觉舒适自在一些。（标准 2）听起来你真的很担心你的妻子（标准 1 和标准 2），而且你不确定该怎么办。我们可以在治疗中一起解决这个问题。（标准 3B）

[**对女方**] 我真的很感谢你分享你的观点。（标准 1）来接受治疗是迈出了一大步，我知道一开始会很不自在。（标准 2）我也意识到你身处异国他乡，这段经历可能充满挑战。（标准 2）你说你对治疗有疑问。我想让你放心，我会尽我所能帮助你。（标准 3B）

第4章 练习2：建立治疗同盟之建立联结并加入系统

对练习2初阶难度当事人陈述的回应示例

对初阶陈述5的回应示例

[对继父]很高兴听到之前的治疗经历对你很有帮助。（标准1）带家人前来治疗需要很强的领导力，（标准2）我相信我能够帮助你们解决一些正在面临的问题。（标准3B）

[对大女儿]谢谢你愿意来这里，也谢谢你积极参与这个治疗过程。（标准1）听起来你们的家庭经历了一些转变，这些转变导致了气氛紧张。我能看出你渴望解决这些问题（标准2），我会在这里帮助你。（标准3B）

对练习2中阶难度当事人陈述的回应示例

对中阶陈述1的回应示例

我听出来你在分手后经历了很多变化。（标准1）这对你来说非常痛苦，你也感到很孤独。（标准2）我们一起来处理生活中的这种失落感，你觉得怎么样？（标准3A）

对中阶陈述2的回应示例

[对两个青少年]听上去你们俩因为家里持续的争吵都承受了很大压力。（标准1和标准2）我很欣赏你们今天能来这里，也很重视你们的声音和观点。（标准1）我知道治疗可能让人觉得像一项烦人的任务,（标准2）但我想让你们放心，我会在这里支持你们的观点，也包括你们父母的观点。（标准3B）

对中阶陈述3的回应示例

[对女方]当说到你们的关系逐渐疏远时，我能听出你语气中的悲伤。（标准1和标准2）听起来你还感觉对方忽视了你面临的其他压力。（标准2）我很高兴你愿意在治疗中讨论这个问题。（标准3B）

[对男方]我有听到你说，今天你听到的大部分内容之前没有听过（标准1），你觉得她本可以在家里多分享一些。这让你有些防御，我能理解。不过当我听她说话时，我发现她是想让你们的关系更牢固。（标准2）我相信治疗能够帮到你们，也希望你在这个过程中能够坚持下去。（标准3B）

057

对练习 2 中阶难度当事人陈述的回应示例
对中阶陈述 4 的回应示例
[对伴侣 1]我听到你说,(标准 1)你来美国是为了改善家人的生活,看到妻子如此痛苦,你非常难受。(标准 2)我想你会发现,寻求治疗的帮助是一个正确的决定。(标准 3B)   [对伴侣 2]我听到你说,(标准 1)你感到被忽视,也觉得孤独。你和丈夫一起来到美国,但现在你感觉自己被排除在外了,觉得自己的生活没什么意义。(标准 2)我希望治疗能成为一个解决这个问题的方法。(标准 3B)
对中阶陈述 5 的回应示例
[对全家]我听到爸爸说,尽管他让本(继父)搬进来的初衷是好的,但结果并不像他想的那样好。(标准 1)   [对生父]我希望你不要为此太过自责;重组家庭中存在压力很正常,只要我们努力,是可以改善现状的。(标准 2 和标准 3)   [对二女儿]你没什么要说的也没有关系。(标准 1)我很高兴你今天能来这里,一起解决你们家面临的一些问题。(标准 2 和标准 3B)你的意见很重要,所以不管什么时候你想说什么,我都会在这里听你说。(标准 1)

对练习 2 高阶难度当事人陈述的回应示例
对高阶陈述 1 的回应示例
我听出来这次分手给你带来了很多悲伤的感受。(标准 1 和标准 2)他的所作所为让人困惑,这肯定也加剧了你现在的痛苦。(标准 2)这里是一个安全的地方,你可以把所有这些感受都释放出来。(标准 3B)

第 4 章 练习 2：建立治疗同盟之建立联结并加入系统

对练习 2 高阶难度当事人陈述的回应示例
对高阶陈述 2 的回应示例
[**对全家**]我一直能听到你们家正承受着巨大的压力。（标准 1 和标准 2）你们都有忙碌的生活，每个人也都希望被听到、被看到。我想向你们每个人保证，我在这里会支持你们每一个人。我知道这听起来可能有些难[笑]，（标准 2）但在与家庭工作时，这是可能的，因为我在这里是为了整个家庭的福祉。这听上去可以理解吗？（标准 3A）
对高阶陈述 3 的回应示例
[**对双方**]看到（标准 1）你们俩以这种方式与彼此产生联结，我感到非常开心。这是一个充满爱与关怀的特别时刻，看起来（标准 2）我们需要一起努力，在这里创造更多这样的时刻。但最重要的是，在你们的日常关系中也要创造更多这样的时刻。（标准 3B）
对高阶陈述 4 的回应示例
[**对双方**]我听到了你们的那种挫败感，当事情不顺利时，你们会想要退出这段关系。（标准 1）我今天一直在仔细听你们俩说话，我听到你们都说爱对方，都希望这段关系能好起来。（标准 2）我邀请你们两位先确定一个治疗时限，比如三个月，然后到那时再重新评估情况。（标准 3B）这听起来可以吗？（标准 3A）
对高阶陈述 5 的回应示例
[**对小女儿**]非常感谢你的分享。（标准 1）你经历了很多，在大家面前分享你的感受，我很佩服你的这份勇气。（标准 2）
[**对家庭**]如果你们也能付出努力，我愿意帮助你们。（标准 3B）

第 5 章

练习 3：重构问题

准备

1. 阅读第 2 章中的说明。
2. 附录 A 中的刻意练习反应评估表和附录 B 中的刻意练习记录表。

练习背景

系统治疗师从系统的角度与个体、伴侣和家庭开展工作。**对于这一特定的技术，你需要四名受训者：一名治疗师和三名当事人。**在每轮当事人陈述之前，我们提供了相应的个案背景。个案背景由下划线标注，首先阐明关系类型，随后补充额外的背景信息（例如，"<u>家庭——父亲和青春期女儿</u>"）。请确保在每轮当事人陈述之前，扮演当事人的受训者先大声朗读下划线部分的背景信息。如果在特定练习情境中，受训者的数量超过了指定的当事人角色数量，那么可以让一名或多名受训者在外圈对该轮角色扮演进行观察。我们鼓励受训者轮流扮演治疗师、当事人、观察者，以确保每个人都有机会参与练习。

技术描述

技术难度等级：初阶

重构是家庭治疗的一项基本技术（Minuchin & Fishman，1981；Sexton & Alexander，2003）。重构用于改变当事人系统成员看待其问题、关系或生活情境的方式。治疗会谈中有许多可以重构的内容，常见的重构内容包括负面或指责性的陈述、系统成员的负面行为或困难的家庭情境。通过重构，治疗师提出看待情境的不同方式，来努力转变系统成员的集体思维。

如果重构成功，当事人所面临的问题会被重新归因。在一个系统中，这种重新归因让个体能够转变他们彼此联结的方式，通常转向更为积极、更具联结性的思维、感受和行为。虽然重构在整个治疗过程中都会被使用，但它在治疗初期尤为关键，特别是在治疗系统的成员正在努力界定治疗问题、治疗目标以及解决这些问题所需的步骤时。重构有助于系统成员在治疗中保持参与度和积极性；同时，由于感受到的来自系统中其他成员的指责或攻击减少，他们能够放下防御。新的架构（new frame）更容易被接受，也能避免系统成员被熟悉的负面互动模式影响。良好的重构源于伴侣或家庭的特有情境，并且对所有系统成员来说都是**合理的、能产生共鸣的**。如果新的架构合适，治疗就会向前推进。然而，如果架构不被接受，治疗师就会根据与系统成员的对话，提供一个新的或略有不同的架构。因此，重构是一个协作和循环的过程，在治疗系统的所有成员达成共识之前，这个过程将持续进行。

重构有三个主要目标。其一，改变问题或行为的意义。成熟的治疗师可以为负面行为或态度赋予积极或善意的动机。其二，重构为系统成员提供一个可能的不同方向,来应对他们当前的处境。其三,成功的重构通过创造一个共同的系统焦点,将系统成员联结在一起。没有所谓的"正确"重构。治疗师会做出有根据的推测,与当事人确认,并利用他们的反馈来扩展重构。一旦建立了替代性架构,就要通过重复或总结问题、关系或生活情境的新架构,来强化该架构与当事人的契合度。**本练习的目标是让治疗师掌握家庭治疗中重构的基本步骤。**

常见的重构

青春期叛逆:身份表达;发展自我意识;渴望拥有朋友;愤怒是伤害或激情的表达。

家长控制:父母希望给予孩子最好的一切;他们关心孩子的幸福;他们的控制行为是出于关心;他们正在学习放手。

伴侣问题:情感受伤;渴望亲密;依恋需求;未能回应彼此的关注需求;平衡个人空间和情感联结。

一般家庭压力:家庭正在寻找一种适合所有成员的压力应对方式;哀悼丧失;问题是家庭需要共同应对的挑战;家庭正在适应环境的变化。

练习 3 的技术标准

1. 以支持、直接、清晰且非指责的方式,反应并确认你对当事人观点的理解。在伴侣或家庭中,有必要在提供重构之前确认所有观点。
2. 提供一种替代性方式(即架构)来看待问题、关系或情境,这种方式对在场的每位当事人都是合理的、可信的。
3. 与当事人确认,评估架构的契合度。

治疗师重构问题的示例

示例 1

一个家庭前来治疗。作为索引病人的青少年（15 岁）抱怨说，他想要更多的自由和更晚的门禁时间。

当事人：［愤怒地］我爸妈想要控制我的生活。他们的规矩太多了，感觉我像是生活在监狱里一样。我只是想和朋友多待一会儿。

治疗师： 看起来父母对你的生活有很多控制，这让你感到愤怒。你想要和朋友多相处是可以理解的。（标准 1）我对你父母行为的一个理解是，他们关心你和你的幸福，不希望任何事情阻碍你实现人生目标（标准 2）。你觉得这种解释怎么样？（标准 3）

示例 2

父亲和青春期的女儿（14 岁）共同参与治疗。父亲在信息收集表中写到，他希望女儿能更加尊重长辈。

父亲：［恼怒地］我像她这么大的时候，对父母一直是很尊敬的，从来不会和他们顶嘴。可她呢，从来不听我的话。

治疗师： 听起来你因为女儿有时不尊重你而感到沮丧。（标准 1）你有没有考虑过这样一种观点，现在的青少年在寻找自己的声音的过程中承受的压力更大，而你女儿正在形成自己的观点，就算这些观点你不认同，这本身也是一个健康的事情。（标准 2）这种观点你怎么看？（标准 3）

示例 3

一对夫妻在治疗中抱怨关系中的距离感。女方尤其不开心，觉得自己在这段关系中被忽视了。

当事人：[愤怒地] 我丈夫宁可在木工房里忙他的项目，也很少花时间陪我，我特别生气。他总是躲在那里的话，我们吵架后怎么和解呢？

治疗师：对于他不想花更多时间和你在一起，我理解你的受伤和愤怒。（标准1）跟他聊过之后，我感觉他可能是在经历了过去六个月的频繁争吵后，想要有一些空间来思考。（标准2）你有没有从这个角度想过呢？（标准3）

练习指导
第一步：角色扮演并反馈
• 在每个当事人陈述之前，当事人（即扮演当事人的受训者）大声朗读下划线部分的背景信息。 • 当事人开始第一个初阶当事人陈述。治疗师（即扮演家庭治疗师的受训者）根据技术标准**即兴**做出回应。 • 训练者（如果没有则由当事人）根据技术标准提供**简短**反馈。 • 当事人重复同一个当事人陈述，治疗师再次即兴回应，训练者（或当事人）再次提供简短反馈。
第二步：重复练习
• 对当前难度等级（初阶、中阶、高阶）中的所有当事人陈述重复第一步。
第三步：评估并调整难度等级
• 治疗师完成刻意练习反应评估表（见附录A），并决定是否调整难度。

练习指导
第四步：重复练习 15 分钟
- 重复第一步至第三步，至少 15 分钟。 - 受训者轮换角色并重新开始。

→ 现在轮到你们了！按照练习指导中的第一步和第二步练习。

请记住：角色扮演的目的是让受训者练习以一种（1）使用技术标准且（2）让受训者感觉自然真实的方式，即兴回应当事人陈述。本练习的最后，对每个当事人陈述提供了治疗师的回应示例。在阅读示范之前，受训者应先尝试做出自己的即兴回应。

练习 3 的初阶难度当事人陈述
初阶：当事人陈述 1
<u>个体——当事人因最近失恋而感到沮丧。</u> [悲伤] 我感觉挺沮丧的。我已经试着约会很多次了，但感觉每个人都在拒绝我。
初阶：当事人陈述 2
<u>夫妻——丈夫和妻子前来治疗，希望在他们的关系中重获热情与激情。</u> 妻子：[挫败] 我特别崩溃。我们出去约会，一开始玩得很开心，我感觉自己很久没和他这么亲近了。但后来他突然对我很凶，我们就开始吵架，最后还分房睡了。
初阶：当事人陈述 3
<u>家庭——父母和孩子（8 岁）前来治疗。8 岁的孩子表现出抑郁情绪，父母对此感到担忧。</u> 孩子：[伤心] 爸爸妈妈老是为了钱吵架。我害怕他们会离婚。

第 5 章 练习 3：重构问题

练习 3 的初阶难度当事人陈述

初阶：当事人陈述 4

家庭——父亲和青春期儿子前来治疗，抱怨他们之间持续不断的争吵和冲突。

儿子：[充满敌意] 我爸可真是个伪君子啊。他自己一天抽一包烟，还让我别抽烟。

初阶：当事人陈述 5

重组家庭——母亲、继父和青春期儿子前来治疗，表示在这个重组的新家庭中存在持续的压力和挑战。

儿子：[带着恨意] 我讨厌我后爸。他总是对我指手画脚。为什么他就不能像我亲爹一样？我好想他。

> ✋ 在进入下一个难度之前，评估并调整难度等级（参见练习指导中的第三步）。

练习 3 的中阶难度当事人陈述

中阶：当事人陈述 1

个体——当事人因最近失恋而感到沮丧。

[防御地] 你说我应该继续寻找另一半，说得倒容易。这么多年了，我约会了无数次，可好像就是找不到一个愿意爱我的人。

中阶：当事人陈述 2

夫妻——丈夫和妻子前来治疗，希望在他们的关系中重获热情与激情。

妻子：[防御地] 回想一下我们那次约会，我觉得我当时一点也不焦虑。我玩得很开心，然后事情好像就突然变得一团糟。

丈夫：[无精打采地] 我不确定我当时是什么感觉。我就是控制不了自己说什么。

067

练习 3 的中阶难度当事人陈述

中阶：当事人陈述 3

家庭——父母和孩子（8岁）前来治疗。8岁的孩子表现出抑郁情绪，父母对此感到担忧。

孩子：[害怕地] 我好害怕。我最好的朋友说她爸妈离婚就是因为老为钱吵架。

中阶：当事人陈述 4

家庭——父亲和青春期儿子前来治疗，抱怨他们之间持续不断的争吵和冲突。

儿子：[愤怒地] 对，我就是生气。叫我戒烟还在我面前嘚瑟，他怎么好意思的？虚伪的两面派！

父亲：[防御地] 我真的没有在嘚瑟什么。我每天早上醒来都咳得喘不过气。我已经试过六个戒烟项目了，可还是戒不掉。你不知道我为了戒烟做了多少努力。

中阶：当事人陈述 5

重组家庭——母亲、继父和青春期儿子前来治疗，表示在这个重组的新家庭中存在持续的压力和挑战。

儿子：[沮丧地] 家里所有的变化真是让我受够了。要处理的事情太多了，我累了。

继父：[居高临下地] 我小时候都是听父母的。小孩就得尊重长辈。

母亲：[平静地] 我觉得自己夹在中间左右为难。两边我都能理解。

> 在进入下一个难度之前，评估并调整难度等级（参见练习指导中的第三步）。

练习3的高阶难度当事人陈述

高阶：当事人陈述1

个体——当事人因最近失恋而感到沮丧。

[绝望] 我真的很难再相信自己能找到另一半。我想要相信这个过程，找到对的人。我只是太害怕自己会孤独终老了。

高阶：当事人陈述2

夫妻——丈夫和妻子前来治疗，希望在他们的关系中重获热情与激情。

丈夫：[尴尬] 说实话，我当时真的很担心约会结束后她想要发生性关系，我害怕自己无法勃起。我真的很担心这个。

妻子：[惊讶] 我完全不知道你在担心这个。你为什么不告诉我呢？

高阶：当事人陈述3

家庭——父母和孩子（8岁）前来治疗。8岁的孩子表现出抑郁情绪，父母对此感到担忧。

母亲：[对孩子，有些惊讶] 坦白讲啊，虽然我们从没提过离婚，但最近确实经济压力很大。我们吵架的次数的确有点多，我不知道你一直在听。

孩子：[伤心] 我只是不想你们离婚……

高阶：当事人陈述4

家庭——父亲和青春期儿子前来治疗，抱怨他们之间持续不断的争吵和冲突。

儿子：[沮丧] 我也想尝试一下吸烟之类的事儿。我爸永远都在对我大吼大叫，我不觉得他有多关心我。

父亲：[无奈] 我接受你有自己的生活，但我担心你的健康。

练习3的高阶难度当事人陈述
高阶：当事人陈述5
<u>重组家庭——母亲、继父和青春期儿子前来治疗，表示在这个重组的新家庭中存在持续的压力和挑战。</u> **儿子：**［惊讶地］我以前从没想过生活在重组家庭是一种丧失。有一天我突然被告知我妈要再婚了。她都没有征求我同意，什么都没问。 **继父：**［温和地］对我来说变化确实很大。一直以来我都习惯独身一人，突然一下子我不仅结了婚，还成了孩子爸。 **母亲：**［充满歉意地］我确实应该更好地去沟通。我尽力了。孩子亲爹提出离婚时，我迫切地想要再次拥有一个稳定的家庭。我没考虑到孩子们经受的所有丧失和变化。

> 评估并调整难度等级（参见练习指导中的第三步）。如果适当的话，请按照指导将练习变得更具挑战性（参见附录A）。

治疗师回应示例：重构问题

请记住：在阅读示范之前，受训者应尝试自己即兴回应。**不要逐字阅读以下回应，除非你自己无法做出回应！**

对练习3初阶难度当事人陈述的回应示例
对初阶陈述1的回应示例
我理解，之前那些没有结果的约会让你很失望。（标准1）你还没有找到那个对的人，重要的是你约会的对象要适合你。（标准2）你觉得呢？（标准3）

对练习 3 初阶难度当事人陈述的回应示例

对初阶陈述 2 的回应示例

你们约会时相处得很愉快,也感觉很亲密。但最后你们却吵起来了,甚至还是分房睡的,这让你感到绝望。(标准 1)我在想,是不是你们已经很久没有这么亲密、这么开心了,所以这让你们俩都有些焦虑,从而导致了争吵。(标准 2)你们觉得呢?(标准 3)

对初阶陈述 3 的回应示例

听上去你很担心爸爸妈妈吵架。(标准 1)有时候,大人需要讨论重要的事情,甚至会用吵架来把问题弄清楚,这样才能找到最好的解决办法。(标准 2)你认为呢?(标准 3)

对初阶陈述 4 的回应示例

你爸爸不让你抽烟,但他自己却在抽烟,这让你很生气。(标准 1)他可能是太关心你的健康和幸福了,因为他知道戒烟有多难,也知道抽烟对你健康的危害有多大。(标准 2)对此你们怎么看?(标准 3)

对初阶陈述 5 的回应示例

你现在正在经历很多,既要适应新的家长形象,又想念你的亲生父亲。(标准 1)家庭的融合是一个充满丧失和变化的过程,现在看来确实有很多事情要面对。(标准 2)你们觉得这样表达符合你们的情况吗?(标准 3)

对练习 3 中阶难度当事人陈述的回应示例

对中阶陈述 1 的回应示例

你已经厌倦了费尽心思寻找另一半。频繁约会却毫无结果,这让你筋疲力尽。(标准 1)我不知道你是否考虑过,你可能给自己施加了太多压力,过于关注结果而非相信这个过程。(标准 2)你对此有何看法?(标准 3)

对练习 3 中阶难度当事人陈述的回应示例

对中阶陈述 2 的回应示例

[**对女方**] 我理解你认为自己当时并不焦虑，只是事情突然就崩溃了。（标准 1）

[**对双方**] 尽管她说她并不焦虑，但你（对男方）当时似乎感觉到了什么。（标准 1）我想说的是，当伴侣关系疏远了一段时间后，联结会让人感到不舒服。你们可能会有很多想法和感受，尤其当你们担心接下来会发生什么的时候。（标准 2）当伴侣之间的关系越来越亲密时，他们往往会产生这种恐惧。你们对此有什么看法？（标准 3）

对中阶陈述 3 的回应示例

我知道你朋友的父母是因为钱的问题争吵而离婚的。听起来你经常想这个问题，（标准 1）我想让你知道，父母之间有争吵和分歧是正常的，并不会离婚。事实上，为某些事情争吵可能有助于问题的解决。（标准 2）听到我这么说，你有什么感觉？（标准 3）

对中阶陈述 4 的回应示例

[**对青少年**] 你爸爸希望你不要吸烟，而他自己却在吸烟，你对此仍然感到很生气，认为他是个伪君子。（标准 1）

[**对父亲**] 我很感谢你告诉我你多次尝试戒烟，以及你有多担心吸烟造成的健康问题。（标准 1）

[**对两人**] 你（青少年）听起来很生爸爸的气，这似乎是因为你觉得他有双重标准。（标准 1）听你们说了这么多，我更觉得我之前说的话是可信的。你爸爸不希望你吸烟，因为他曾因吸烟而经历过太多挣扎。他的健康出了问题，他在计划戒烟上花费了大量的时间和金钱。在我看来，他是如此关心你和你的健康，以至于他想保护你不去经历他不得不经历的事情。有时你会把他的关心视为批评。（标准 2）你对此有什么看法？（标准 3）

对练习 3 中阶难度当事人陈述的回应示例

对中阶陈述 5 的回应示例

很明显，家里的每个人都有不同的观点，你们也都有不同的感受。这对于一个重组家庭来说是非常正常的。（标准 1）重新组建一个家庭是一项非常艰巨的任务。这需要每个人花费大量的时间和耐心。每个人都要面对许多丧失和改变。每个人都需要了解自己在新家庭中的角色。（标准 2）这一想法与你的经历有什么契合的地方吗？（标准 3）

对练习 3 高阶难度当事人陈述的回应示例

对高阶陈述 1 的回应示例

我知道你害怕孤独。（标准 1）虽然确实存在找不到另一半的可能性，但你也可以换个角度想想，你只是还没有遇到那个对的人。（标准 2）你觉得有没有可能是这样？（标准 3）

对高阶陈述 2 的回应示例

[对双方] 这是一次非常重要的对话，我很高兴你们能坦诚地交流各自的感受。（标准 1）

[对丈夫] 分享你对勃起的担忧需要很大的勇气。（标准 1）看来，对发生性行为的担心引发了一些焦虑，这些焦虑和你们过去的经历有关。你不自觉地推开了她，而不是告诉她你的担忧。（标准 2）听到这些你是什么感觉？（标准 3）

对高阶陈述 3 的回应示例

[对孩子] 我很高兴你提出了这个重要的话题。看起来家里每个人都因为一些事情感觉压力很大。你的爸爸妈妈在为钱发愁，而你无意中听到他们因为这事儿吵架，担心他们会离婚。考虑到你朋友的经历，你的担心也是可以理解的。我很高兴听到你妈妈向你保证，他们现在和将来都没有离婚的打算。（标准 1）有时候，当家人有压力时，争吵可能意味着他们正在努力解决困难。（标准 2）你怎么看？（标准 3）

对练习 3 高阶难度当事人陈述的回应示例

对高阶陈述 4 的回应示例

[**对儿子**] 我听到你的感受是,感觉不到任何关心,反而觉得爸爸对你很生气。(标准 1)看起来你爸爸对你大吼大叫可能是因为他不想看到你犯他曾经犯过的错误,也许他感觉他是在对年轻的自己大吼大叫。(标准 2)你们俩觉得这听起来怎么样?(标准 3)

对高阶陈述 5 的回应示例

重新组建一个家庭是一项巨大的挑战。这从来都不是一件容易的事情,每个人在这个过程中都会犯错。对于这种情况,也没有现成的指南。(标准 1)我听到你们每个人都在谈论这对你们来说有多难,谈论各自经历的丧失和变化。如果大家都同意的话,我们可以进一步讨论这些丧失和变化,以及你们每个人的感受,我想这会很有帮助。(标准 2)你们觉得呢?(标准 3)

第 6 章

练习 4：互动结构化之降级

准备

1. 阅读第 2 章中的说明。
2. 附录 A 中的刻意练习反应评估表和附录 B 中的刻意练习记录表。

练习背景

系统治疗师从系统的角度与个体、伴侣和家庭开展工作。**对于这一特定的技术，你需要三名受训者：一名治疗师和两名当事人**。在每轮当事人陈述之前，我们提供了相应的个案背景。个案背景由下划线标注，首先阐明关系类型，随后补充额外的背景信息（例如，"<u>家庭——父亲和青春期女儿</u>"）。请确保在每轮当事人陈述之前，扮演当事人的受训者先大声朗读下划线部分的背景信息。如果在特定练习情境中，受训者的数量超过了指定的当事人角色数量，那么可以让一名或多名受训者在外圈对该轮角色扮演进行观察。我们鼓励受训者轮流扮演治疗师、当事人、观察者，以确保每个人都有机会参与练习。

技术描述

技术难度等级：初阶

在治疗室内有不止一个当事人和治疗师时，互动结构化的技术至关重要。互动结构化指的是治疗师促进在场人员之间互动的技术。本练习的技术是降级，治疗师通过这个过程来增强会谈的结构。当伴侣或家庭系统成员存在较高的波动性和反应性，如辱骂、打断、吼叫、批评、蔑视、防御或冷战时，互动结构化是很必要的。在治疗早期，当当事人呈现反应性、防御性或不确定对治疗的期待时，以降级的形式进行的互动结构化尤其有用。为了降低紧张程度，治疗师建立并强化了这样一种观念，即所有在会谈中的互动都需要经过治疗师的过滤。这项技术包括三个主要步骤。

步骤一，治疗师需要打断正在发生（此时此刻）的负面互动，他们可以通过不同的方式做到这一点。例如，他们可以采取"示弱"的立场（例如，"等等，我跟不上你们了"），或者将当前的行为与他们的模式联系起来（例如，"所以，这是不是通常会在家里发生的情况？"）。

步骤二，治疗师确认所有相关方的潜在需求或其所提问题的重要性（例如，"听起来你们都有一些关于自己感受的重要事情要告诉对方"）。

步骤三，治疗师为当事人的发言内容（例如，"我的主要目标之一是让每个人都感到安全。要做到这一点，我们要避免骂人"）和表达方式（例如，"现在，请你们所有人把你们在会谈中想说的话直接对我说"）设定明确边界。

总的来说，目标是确保通过治疗师对互动的过滤，减少家庭的负面情绪和其他破坏性沟通。这将允许治疗师创建和维护更具功能性的交流边界，从而提高治疗过程的安全性，并最终促进更积极的互动。

练习 4 的技术标准
1. 做出声明，打断伴侣/家庭目前的负面互动，或将当前的互动与他们的模式联系起来。
2. 确认问题的重要性或所有相关方的潜在需求。
3. 为当事人的发言内容（如禁止辱骂、指责、打断、喊叫）和表达方式（一切交流都要经过治疗师进行）设定一个具体的边界。

治疗师使用互动结构化：降级技术的示例

示例 1

家庭——一名家长和一名青少年。母亲说，家里不断的争吵和不尊重让她筋疲力尽。

家长：[生气，对治疗师说] 我们来这里是因为我的孩子们不尊重我。

青少年：[讽刺地] 嗯，妈妈，尊重是挣来的。也许我们不尊重你是因为你不配。

治疗师：那么，帮我理解一下。这是你们在家里的互动方式吗？（标准 1）我今天希望我们可以做一些不同的事情。在我们处理这个重要问题的时候，（标准 2）我想要你们现在把所有的要说的话都直接告

诉我，尽量减少指责和讽刺。（标准 3）

示例 2

一对痛苦的伴侣在治疗中抱怨多种困难，包括沟通、与姻亲的问题和持续的争吵。

伴侣 1：[紧张地，对治疗师说]我就是受不了她妈妈。她简直疯了，你知道吗？

伴侣 2：[小声地对伴侣 1 说]她没有。

伴侣 1：[焦虑，仍然对治疗师说]就像有一次……

伴侣 2：[沮丧，大声，对伴侣 1]别说了。

伴侣 1：[小声地，仍然对着治疗师]当她来我家的时候，她实际上说……

伴侣 2：[怒吼，愤怒地]别再说了！

治疗师：呃。我感觉到我们正在重复你们一些没用的旧模式。是这样吗？（标准 1）我想确保我们讨论的是重要的问题，（标准 2）但让我们放慢一点速度。放慢的一种方法就是你们现在直接跟我说。在一个人说的时候，另一个人不要进行任何的指责或辱骂。（标准 3）

示例 3

伴侣正在就养育孩子方面的问题寻求一些帮助，他们形容这个孩子"意志坚强"。

家长1：[**平静地对治疗师说**] 这周我们的女儿又出问题了。我对象不在家，所以就由我来处理了。其实我觉得处理得挺顺利的，至少她没有爆发……

家长2：[**打断家长1**] 不是你看到的那个样子。那天晚上我都听说了。真的，我不知道你为什么要自己去处理。你应该先跟我商量一下，我真的觉得那样只会让事情更糟。

治疗师：好吧，让我确认一下到底是怎么回事。（标准1）你们俩对某件事的进展有不同的看法，弄清楚这一点很重要。（标准2）这绝对是我们在这里可以解决的问题。要做到这一点，我要求大家避免打断、指责和误解对方。此外，如果你们能通过我把所有的事情都说出来，那将会很有用。（标准3）

练习指导
第一步：角色扮演并反馈
• 在每个当事人陈述之前，当事人（即扮演当事人的受训者）大声朗读<u>下划线部分</u>的背景信息。 • 当事人开始第一个初阶当事人陈述。治疗师（即扮演家庭治疗师的受训者）根据技术标准**即兴**做出回应。 • 训练者（如果没有则由当事人）根据技术标准提供**简短**反馈。 • 当事人重复同一个当事人陈述，治疗师再次即兴回应，训练者（或当事人）再次提供简短反馈。
第二步：重复练习
• 对**当前难度等级**（初阶、中阶、高阶）中的所有当事人陈述重复第一步。
第三步：评估并调整难度等级
• 治疗师完成刻意练习反应评估表（见附录A），并决定是否调整难度。

练习指导
第四步：重复练习 15 分钟
- 重复第一步至第三步，至少 15 分钟。 - 受训者轮换角色并重新开始。

➡️ 现在轮到你们了！按照练习指导中的第一步和第二步练习。

请记住：角色扮演的目的是让受训者练习以一种（1）使用技术标准且（2）让受训者感觉自然真实的方式，即兴回应当事人陈述。本练习的最后，对每个当事人陈述提供了治疗师的回应示例。在阅读示范之前，受训者应先尝试做出自己的即兴回应。

练习 4 的初阶难度当事人陈述
初阶：当事人陈述 1
夫妻 **伴侣 1**：[对治疗师，平静地说] 我对象似乎有愤怒的情绪问题…… **伴侣 2**：[对伴侣，难以置信地说] 等等！你说我脾气不好是什么意思？是你每天到处叫嚷嚷、摔东西，我们在你身边得小心翼翼地！
初阶：当事人陈述 2
家庭——父母和青少年参与治疗。母亲说她被家里不断的争吵和不尊重弄得筋疲力尽。 **家长**：[生气，对治疗师说] 我们来这里是因为我的孩子们不尊重我。 **青少年**：[讽刺地] 嗯，妈妈，尊重是挣来的。也许我们不尊重你是因为你不配。

练习4的初阶难度当事人陈述
初阶：当事人陈述3
伴侣在经历了几个月的激烈争吵后前来接受治疗。 **伴侣1：**［**对治疗师，防御地**］我真的不知道我为什么在这里。这是他的问题，除非他决定解决，否则我们就玩完了。 **伴侣2：**［**生气**］这是我的问题？你在说什么？你才是那个有双相和边缘人格的人！
初阶：当事人陈述4
家庭——父母和青少年因为沟通困难被转介到治疗中。 **青少年：**［**对治疗师，生气地、不带感情地**］我甚至不知道我为什么在这里。我妈妈控制欲太强了。我恨她。我就是受不了她。等我满18岁就可以永远离开她了，我太兴奋了。 **家长：**［**轻蔑地**］哦！你这个以自我为中心的孩子！我给了你一切，你却浑然不觉。
初阶：当事人陈述5
伴侣在治疗中抱怨他们之间的争吵、不尊重和疏远。 **伴侣1：**［**对伴侣2，生气地**］我们来谈谈上周的事。 **伴侣2：**［**被动攻击**］好的。上周发生了什么事？ **伴侣1：**［**声音很大**］记得吗？你完全不尊重我、无视我，后来还对我大吼大叫！你想起来了吗？ **伴侣2：**［**不带感情地**］没有。

> 在进入下一个难度之前，评估并调整难度等级（参见练习指导中的第三步）。

练习 4 的中阶难度当事人陈述
中阶：当事人陈述 1
一对异性伴侣前来接受治疗。这位女性伴侣报告说，她总是担心她的丈夫会出轨。 **伴侣 1**：[对伴侣 2，指责地] 你为什么一直在我面前和其他女人说话和调情？ **伴侣 2**：[防卫地] 嗯？我……我没有和她们调情！ **伴侣 1**：[指责地] 你就是有。我真不敢相信你竟然在我眼皮底下这么做。 **伴侣 2**：[生气地] 我没有那么做！我没那么傻！在我们的关系中，我一直对你很忠诚！
中阶：当事人陈述 2
一对伴侣因为不断争吵和打架前来治疗。 **伴侣 1**：[对伴侣 2，轻蔑地] 我不能相信你。你真的很难缠，你知道吗？ **伴侣 2**：[对治疗师，屈尊地] 很明显，他精神错乱了。你能做些什么让他冷静下来吗？
中阶：当事人陈述 3
接受治疗的伴侣抱怨他们的关系中充斥着没完没了的争吵。 **伴侣 1**：[对治疗师，恼火地] 我真的很想谈谈前几天她对我发脾气的事，我甚至不知道她在说什么？ **伴侣 2**：[生气，防御地] 啊！真的吗？但我说"对不起了"呀！那你对我发的那些脾气呢？我都没说我想谈你对我发的那些脾气。是吧？！

练习 4 的中阶难度当事人陈述

中阶：当事人陈述 4

一对痛苦的伴侣在治疗中抱怨多种困难，包括沟通、与姻亲的问题和持续的争吵。

伴侣 1：[**紧张地，对治疗师说**] 我就是受不了她妈妈。她简直疯了，你知道吗？

伴侣 2：[**小声地对伴侣 1 说**] 她没有。

伴侣 1：[**焦虑，仍然对治疗师说**] 就像有一次……

伴侣 2：[**沮丧，大声，对伴侣 1**] 别说了。

伴侣 1：[**小声地，仍然对着治疗师**] 当她来我家的时候，她实际上说……

伴侣 2：[**怒吼，愤怒地**] 别再说了！

中阶：当事人陈述 5

家庭——一名家长和一名青少年正在接受治疗，他们紧张的关系影响了家庭中的每个人。

家长：[**对治疗师，恼火地**] 嗯，我不知道今天会怎么样。我们今天在来治疗的路上吵架了。所以，我认为我们不会有太大进展。

青少年：[**对治疗师，倔强地**] 是的，她在车里打了我。我不确定今天要不要跟她说话。

在进入下一个难度之前，评估并调整难度等级（参见练习指导中的第三步）。

练习 4 的高阶难度当事人陈述
高阶：当事人陈述 1
一对伴侣正在就养育孩子方面的问题寻求一些帮助，他们形容这个孩子"意志坚强"。 **家长 1**：[**平静地对治疗师说**] 这周我们的女儿又出问题了。我对象不在家，所以就由我来处理了。其实我觉得处理得挺顺利的，至少她没有爆发…… **家长 2**：[**打断家长 1**] 不是你看到的那个样子。那天晚上我都听说了。真的，我不知道你为什么要自己去处理。你应该先跟我商量一下，我真的觉得那样只会让事情更糟。
高阶：当事人陈述 2
伴侣参与治疗。要求治疗的一方担心他们的关系会结束。 **伴侣 1**：[**对治疗师，恼火地**] 他好像根本不在乎！我试着和他交流，但他的孩子们都不认识他了！他正在失去我们！ **伴侣 2**：[**隐忍的愤怒**] 立马闭嘴。你根本不知道你在说什么！
高阶：当事人陈述 3
期待想要解决长期争吵问题的伴侣。 **伴侣 1**：[**对伴侣 2，生气地**] 你真是太自私了。我真不知道我为什么要嫁给你。你总是惹我生气。 **伴侣 2**：[**防御地**] 哦？真的吗？你有什么资格这么说。是谁跑出去打高尔夫球，而我却忙着照顾孩子？你说我自私，那么我来跟你说你是什么样的……
高阶：当事人陈述 4
接受治疗的伴侣，解决婚外情后的恢复问题。 **伴侣 1**：[**对伴侣 2，语气逐渐加重**] 我知道我有外遇，但那是你逼我的！将近七个月的时间，你不让我进门，你真以为我不会去别的地方满足我的需求吗？ **伴侣 2**：[**生气地**] 你说我七个月不让你进门？七年了，我一直试图让你改变，把家庭放在首位。可你太忙了！

第 6 章 练习 4：互动结构化之降级

练习 4 的高阶难度当事人陈述
高阶：当事人陈述 5 这对伴侣正在接受治疗，以改善他们紧张的关系。 伴侣 1：[对伴侣 2，生气地] 你是准备说点什么，还是像之前那样就坐在那里？ 伴侣 2：[固执地沉默坐着] 伴侣 1：[对伴侣 2，生气地] 怎么样？ 伴侣 2：[继续固执地沉默坐着] 伴侣 1：[对治疗师，傲慢地] 你能做些什么让他说话吗？还是我们就在这浪费时间？[对伴侣 2] 说啊。坐在那里，像个闷闷不乐的 3 岁小孩……

✋ 评估并调整难度等级（参见练习指导中的第三步）。如果适当的话，请按照指导将练习变得更具挑战性（参见附录 A）。

治疗师回应示例：互动结构化之降级

请记住：在阅读示范之前，受训者应尝试自己即兴回应。**不要逐字阅读以下回应，除非你自己无法做出回应！**

对练习 4 初阶难度当事人陈述的回应示例
对初阶陈述 1 的回应示例 我能打断一下你们俩吗？（标准 1）听起来我们可能需要讨论一下愤怒，以及它在你们的关系中所扮演的角色。（标准 2）但要做到这一点，就必须避免相互指责。我们一起来努力，从现在开始我希望你们有什么都能直接对我说。（标准 3）

085

对练习 4 初阶难度当事人陈述的回应示例
对初阶陈述 2 的回应示例
那么，帮我理解一下。这是你们在家里的互动方式吗？（标准 1）我今天希望我们可以做一些不同的事情。在我们处理这个重要问题的时候，（标准 2）我想要你们从现在开始把所有的要说的话都直接告诉我，尽量减少指责和讽刺。（标准 3）
对初阶陈述 3 的回应示例
好吧，我在这里遇到了一点麻烦。我们能慢一点吗？（标准 1）作为治疗师，我的职责之一就是帮助你们找到在治疗中想要谈的内容。而且，我也认为这是今天我们适合谈的内容，如果你们愿意的话。（标准 2）要做到这一点，我要求你们不要互相责备和辱骂，和我直接交谈而不是和你的伴侣。你们觉得怎么样？（标准 3）
对初阶陈述 4 的回应示例
好吧，我们得慢慢来。（标准 1）这里发生了很多事情，你们俩都有一些强烈的感受，这让我觉得这个问题很重要。（标准 2）作为治疗师，我的职责之一就是帮助你们梳理这些感受，并使它们尽可能更大程度地发挥作用。为了能做到这一点，我要求大家尽量减少任何伤害性的言论。现在，你们有话可以直接跟我说。（标准 3）
对初阶陈述 5 的回应示例
稍等一下。我想确保我跟上了。（标准 1）听起来好像上周发生了一些重要的事情。（标准 2）让我们来处理一下这些事情，但我要求你们现在悬置对彼此的意见，然后和我谈谈。这样可以吗？（标准 3）

对练习 4 中阶难度当事人陈述的回应示例
对中阶陈述 1 的回应示例
我要在这里插个话。（标准 1）这听起来是个很重要的问题。（标准 2）在我们讨论它之前，设定一些基本规则可能有帮助，就是从现在开始你们俩都直接跟我说话，避免相互辱骂。这样可以吗？（标准 3）

对练习 4 中阶难度当事人陈述的回应示例

对中阶陈述 2 的回应示例

呃。我感觉到我们正在重复你们一些没用的旧模式。是这样吗？（标准 1）我想确保我们讨论的是重要的问题，（标准 2）让我们放慢一点速度。放慢的一种方法就是你们现在直接跟我说。在一个人说的时候，另一个人不要进行任何的指责或辱骂。（标准 3）

对中阶陈述 3 的回应示例

我们暂停一下，让我赶赶进度。（标准 1）听起来你们的关系中可能有一些问题还没有完全解决。这绝对是我们可以在咨询中解决的。（标准 2）但为了更好地解决问题，我要提点要求，就是你们现在不要直接交谈，也不要相互辱骂和指责。（标准 3）

对中阶陈述 4 的回应示例

让我插句话。（标准 1）似乎你们俩都发生了一些重要的事情，我想进一步了解一下。（标准 2）要做到这一点我要求你们避免任何不合作的行为，有什么话，你们直接和我说。（标准 3）

对中阶陈述 5 的回应示例

让我们在这里暂停一下。（标准 1）你知道，直接谈论重要但有冲突的问题可能会让人不知所措。（标准 2）这就是我在这里的原因。从现在开始，你们俩有什么话直接跟我说，而不是对对方说。这样我们就可以尽量减少在处理这些问题的负面情绪。（标准 3）

对练习 4 高阶难度当事人陈述的回应示例

对高阶陈述 1 的回应示例

好吧，我来确认一下到底是怎么回事。（标准 1）你们俩对某件事的进展有不同的看法，弄清楚这一点很重要。（标准 2）这绝对是我们在这里可以解决的问题。要做到这一点，我要求大家避免打断、指责和误解对方。此外，如果你们能通过我把所有的事情都说出来，那将会很有用。（标准 3）

对练习 4 高阶难度当事人陈述的回应示例
对高阶陈述 2 的回应示例
所以我有点疑惑。你们平时在家里也是这样交流的吗？（标准 1）如果是这样的话，我想帮助你们找到一种更好的方式来讨论重要问题，而不是通过大喊大叫、责备和批评。（标准 2）同时，从现在开始，大家想讲任何事情的时候都先跟我说。（标准 3）这能帮助我们更有效地处理问题。
对高阶陈述 3 的回应示例
好吧，我知道这是一个让人有很多感受的话题，但我想知道讨论这个问题是否有帮助，因为它会把关注点锁定在你们通常的相处方式上。（标准 1）我很高兴能帮你们解决这些重要的问题，（标准 2）但我希望你们不要相互指责或批评，如果有意见的话，把你们所有的意见都先告诉我。（标准 3）
对高阶陈述 4 的回应示例
好了，先停在这里，你们先帮一下我。（标准 1）不忠诚是个很重要的问题。然而，听起来你们俩都觉得自己受到了不好的对待。（标准 2）从现在开始，一个更好的方式是你们通过我来传达你们的任何想说的内容，同时尽量减少任何指责。（标准 3）
对高阶陈述 5 的回应示例
嗯。我打断一下你们，我看看我是不是理解了。（标准 1）似乎你们处理这些重要问题的方式非常不同。是吗？（标准 2）所以我们放慢些速度。从现在开始，为了避免相互的辱骂和责备，在我们试着处理这个问题的时候，你们把要说的话都先跟我说。（标准 3）

第 7 章

练习 5：去三角化

准备

1. 阅读第 2 章中的说明。
2. 附录 A 中的刻意练习反应评估表和附录 B 中的刻意练习记录表。

练习背景

系统治疗师从系统的角度与个体、伴侣和家庭开展工作。**对于这一特定的技术，你需要两名受训者：一名治疗师和一名当事人。**虽然在接下来的角色扮演中只涉及一名当事人，但通常在治疗中会涉及多名当事人。在每轮当事人陈述之前，我们提供了相应的个案背景。个案背景由下划线标注，首先阐明关系类型，随后补充额外的背景信息（例如，"家庭——父亲和青春期女儿"）。请确保在每轮当事人陈述之前，扮演当事人的受训者先大声朗读下划线部分的背景信息。如果在特定练习情境中，受训者的数量超过了指定的当事人角色数量，那么可以让一名或多名受训者在外圈对该轮角色扮演进行观察。我们鼓励受训者轮流扮演治疗师、当事人、观察者，以确保每个人都有机会参与练习。

技术描述

技术难度等级：中阶

当两个人（A 和 B）出现关系问题时，他们往往会感觉缺乏稳定性。因此，A 或 B（或两者）可能会引入第三人（C）来稳定局面。这被称为三角关系（Bowen，1978）。当三角关系形成时，第三人可能会与其中一方结盟来对抗另一方，或者以某种方式帮助其中一方分散对原有关系问题的注意力。三角关系可以暂时稳定因痛苦或焦虑而失衡的二元关系，但也会转移对原始痛苦的关注。当然，人们可能需要时间来更好地处理关系，但三角关系永远不会让关注点真正地回归原本的关系（A 和 B 的关系）。所以，对系统取向的治疗师而言，帮助当事人聚焦主要关系，并努力在不卷入他人的情况下解决他们的问题，这一点至关重要。为此，治疗师需要通过练习，学会如何避免被拉入两个系统成员之间的冲突或分歧中，以免分散对二元关系中痛苦的注意力。因此，**本练习的主要目标是帮助治疗师避免成为三角关系的一部分或支持三角关系的发展，并保持对原本二元关系的关注**（Butler & Harper，1994）。治疗师可以通过识别潜在的三角关系，将注意力重新引回二元关系，并帮助当事人重新调整至对关系有益的方式上，来达到这一目标。这样做有助于二元关系中的双方解决问题，而非回避他们的关系问题。

第7章 练习5：去三角化

> **练习5的技术标准**
>
> 1. 对当事人表达的想法进行共情。
> 2. 将关注点重新引导至主要二元关系上（即压力所在之处）。
> 3. 提出一个开放式问题，将关注点放在改善主要二元关系的可行方法上。

治疗师去三角化的示例

示例1

<u>家长——要求对青春期儿子在家中的行为进行干预。</u>

家长：［生气］行吧，这周我儿子又惹事了。不过我根本就没时间管，因为我那个疯邻居又"闹幺蛾子"了，我得赶过去帮她。我都不知道她什么时候才能长大。

治疗师：嗯，听起来你这周真是焦头烂额。（标准1）你邻居的情况可能需要我们关注，但我想先多了解一些你和儿子的关系，毕竟这才是你来治疗的主要原因。（标准2）对于如何修复和他的关系，你有什么想法吗？（标准3）

示例2

<u>伴侣——其中一方（伴侣1）前来接受个体治疗。当事人担心另一方对待自己的行为。</u>

伴侣1：［实事求是地］我觉得我对象是个自恋狂。我在网上查了，他完全符合所有标准。那我该怎么和一个自恋狂一起生活呢？

治疗师：我看得出，你很想弄清楚现在在你们的关系中（标准2）你经历了什么，这对你来说真的很重要。（标准1）我在想，不考虑他是不是自恋狂，你目前最想在你们的关系中实现的是什么呢？（标准3）

示例3

伴侣——伴侣1和伴侣2共同参与治疗。伴侣2对伴侣1坚称自己在关系中完全坦诚。

伴侣1：[防御地，对治疗师]这就是我不得不忍受的！你知道她现在对我有多少精神控制吗？我已经反复告诉过她和你，我有证据证明她是个骗子。你能告诉她，这样做有多伤人吗？你能让她说实话吗？

治疗师：我知道你一定很沮丧，因为你觉得她没有说实话。（标准1）虽然有些人认为治疗师应该像个判官一样选边站队，但这不是我在这里的职责。我在这是为了帮助你们俩一起解决问题。（标准2）当你认为她没有完全坦诚自己的行为时，你是什么感觉？（标准3）

练习指导

第一步：角色扮演并反馈

- 在每个当事人陈述之前，当事人（即扮演当事人的受训者）大声朗读下划线部分的背景信息。
- 当事人开始第一个初阶当事人陈述。治疗师（即扮演家庭治疗师的受训者）根据技术标准**即兴**做出回应。
- 训练者（如果没有则由当事人）根据技术标准提供**简短**反馈。
- 当事人重复同一个当事人陈述，治疗师再次即兴回应，训练者（或当事人）再次提供简短反馈。

练习指导
第二步：重复练习
• 对当前难度等级（初阶、中阶、高阶）中的所有当事人陈述重复第一步。
第三步：评估并调整难度等级
• 治疗师完成刻意练习反应评估表（见附录A），并决定是否调整难度。
第四步：重复练习15分钟
• 重复第一步至第三步，至少15分钟。
• 受训者轮换角色并重新开始。

现在轮到你们了！按照练习指导中的第一步和第二步练习。

请记住：角色扮演的目的是让受训者练习以一种（1）使用技术标准且（2）让受训者感觉自然真实的方式，即兴回应当事人陈述。本练习的最后，对每个当事人陈述提供了治疗师的回应示例。在阅读示范之前，受训者应先尝试做出自己的即兴回应。

练习5的初阶难度当事人陈述
初阶：当事人陈述1
家庭——家长和两名青少年前来进行家庭治疗。家长对儿子在家中的对立行为感到担忧。
家长1：[难以置信]我让儿子把书包从地上捡起来，他说"不用我捡"。这正常吗？难道我注定要给他当一辈子用人？
初阶：当事人陈述2
因争吵增多，冲突得不到解决，伴侣前来治疗。
伴侣1：[实事求是地]我和我对象吵架，最后我一般都会去车里给我哥打电话。至少他能理解我。

练习 5 的初阶难度当事人陈述

初阶：当事人陈述 3

家庭——由于在家中发生口角的次数越来越多，家长和一名青春期儿子前来治疗。

家长：[平静] 一般我和我儿子吵完，我会去找已经成年了的女儿，听听她的想法。她非常沉着、冷静、自信，能让我确信问题不在我身上。

初阶：当事人陈述 4

伴侣前来治疗，描述了一种争吵与回避冲突的模式，并希望打破这种模式。

伴侣 1：[满怀希望地] 我俩吵架后，我会变得特别沮丧。通常我会给自己一些时间和空间冷静一下，然后我们和好时，我就会感觉好一些，而且我们好像也不用再讨论这件事了。

初阶：当事人陈述 5

伴侣前来治疗，以解决关系中情感疏离的问题。

伴侣 1：[困惑] 我就是不知道该拿我对象怎么办了。他看起来特别疏远，好像根本不在乎我们的关系，那我该咋办？

> 在进入下一个难度之前，评估并调整难度等级（参见练习指导中的第三步）。

练习 5 的中阶难度当事人陈述

中阶：当事人陈述 1

伴侣前来治疗，他们在沟通方面遇到困难。

伴侣 1：[难过] 上周末我们去了我公婆那儿。在去之前我已经尽量跟我对象讲清楚了我需要他怎么做，结果到那儿之后他却一直都不理我。你敢信吗？

练习 5 的中阶难度当事人陈述

中阶：当事人陈述 2

<u>家庭——与青少年的个体治疗，该青少年因为物质使用障碍被转介而来。</u>

青少年：［羞愧］这个星期我又抽大麻了，但是求你了，千万别告诉我妈！她会非常生气的，我最讨厌她那样了。

中阶：当事人陈述 3

<u>伴侣——与其中一方的个体治疗，该当事人因为与伴侣的持续争吵而感到困扰。</u>

伴侣 1：［困惑］我真的很需要你的建议。这周末我和我对象大吵了一架，他说了一些特别伤人的话。现在他假装无事发生，可是我心里还是很受伤。我该怎么办？

中阶：当事人陈述 4

<u>家庭——两位家长、一位成年的女儿和两位青春期儿子，在女儿的旷课听证会[①]后一同前来治疗。</u>

家长 1：［精疲力竭地］你知道的，我会永远爱我的女儿，但我已经受够了。我没法再不停地为她收拾烂摊子了。我花了太多时间去弥补她的错误，以至于我家其他孩子都受到了影响。我现在只想把精力放在他们身上。

中阶：当事人陈述 5

<u>伴侣因关系中的持续争吵而开始接受治疗。</u>

伴侣 1：［坚定地］好了，现在你知道我为什么这么拼命工作了吧。如果我回家，我们俩就会吵架，所以我觉得这样更好。

---

① 旷课听证会是学校针对学生多次旷课的情况给予本人的一次申诉机会，通常学生需要在听证会上证明自己的旷课有合理原因以争取最好的处理结果。——译者注

> 🖐 在进入下一个难度之前，评估并调整难度等级（参见练习指导中的第三步）。

练习 5 的高阶难度当事人陈述
高阶：当事人陈述 1
伴侣——伴侣 1 要求的个体治疗，以解决伴侣持续贬低自己的问题。
伴侣 1：［生气］你绝对猜不到我对象这周干了什么。你知道我们在治疗中一直在讨论她是怎么贬低我的，对吧？这周我们出去庆祝了一番，因为生意上大赚了一笔，结果她竟然当着大家的面把我在床上的缺点全说了出来。呃！我简直不敢相信她会这么做。太丢人了！
高阶：当事人陈述 2
伴侣——其中一方（伴侣 1）前来接受个体治疗。当事人担心另一方对待自己的行为。
伴侣 1：［实事求是地］我觉得我对象是个自恋狂。我在网上查了，他完全符合所有标准。那我该怎么和一个自恋狂一起生活呢？
高阶：当事人陈述 3
伴侣——伴侣 1 来接受个体治疗。当事人担心自己最近与朋友外出喝酒时发生的行为。
伴侣 1：［担心］上周末我对象不在家，所以我约了几个朋友聚了聚。我们喝了点酒，然后和其中一个朋友有点越界了。我真的很内疚，但我就是没法跟他坦白。可他一直在问我这周末的事情，像是在怀疑什么似的。我该怎么做才能不让他发现这事儿呢？
高阶：当事人陈述 4
伴侣——双方因最近的一次争吵前来参加治疗。
伴侣 1：［对治疗师，生气地］我真不敢相信你会这么说。没错，上周末我和我对象确实大吵了一架，但你说得好像全是我的错似的。这不能全怪我！

练习 5 的高阶难度当事人陈述

高阶：当事人陈述 5

伴侣——伴侣 1 来接受个体治疗。伴侣对最近关系中冲突的反应让当事人感到担忧。

伴侣 1：[恼怒地] 我对象上周末对我大发雷霆，不过我觉得那是一种创伤反应。但是听到他直接埋怨我，真的很难受的。要是我一直因为别人做的事情被骂，我真不确定自己还能不能忍下去。因为人家没做过的事情去指责人家，这不是不讲理吗？

> ✋ 评估并调整难度等级（参见练习指导中的第三步）。如果适当的话，请按照指导将练习变得更具挑战性（参见附录 A）。

治疗师回应示例：去三角化

请记住：在阅读示范之前，受训者应尝试自己即兴回应。**不要逐字阅读以下回应，除非你自己无法做出回应！**

对练习 5 初阶难度当事人陈述的回应示例

对初阶陈述 1 的回应示例

你担心这种情况可能不会改变。（标准 1）我能看出你非常希望与儿子建立更好的关系。（标准 2）之前有哪些方法能让他做事主动一点呢？（标准 3）

对初阶陈述 2 的回应示例

嗯，我明白，在那样的时刻你真的很想要被理解。（标准 1）这是你们在伴侣关系中要努力达成的一个重要目标。（标准 2）你们俩都找到了哪些方法，来让对方觉得被理解呢？（标准 3）

对练习 5 初阶难度当事人陈述的回应示例
对初阶陈述 3 的回应示例
听起来你很看重你的女儿,也很肯定她的品行。(标准1)我想知道,和女儿相处的时间对你和儿子的关系有怎样的帮助。(标准2)你们俩吵完架后,都是怎么想办法和好的呢?(标准3)
对初阶陈述 4 的回应示例
给予彼此时间和空间去消化一下当时的情况,确实很有帮助。(标准1)不过,我想知道你们的关系问题是否得到过彻底地解决。(标准2)我们该如何调整这种循环,好让你们能修复关系呢?(标准3)
对初阶陈述 5 的回应示例
听起来你真的很渴望与伴侣建立联结。(标准1和标准2)过去有哪些方法曾帮助你们建立过一些联结呢?(标准3)

对练习 5 中阶难度当事人陈述的回应示例
对中阶陈述 1 的回应示例
我能想象上周末你也许非常的孤独、无助。(标准1)听起来你真的很希望在你们的关系中得到一些安慰。(标准2)你和你丈夫需要进行什么样的对话才能让你俩步调一致呢?(标准3)
对中阶陈述 2 的回应示例
噢,听起来这一周过得很艰难,(标准1)我能想象你真的不想让妈妈失望。(标准2)你觉得如果瞒着你妈妈,这会对你们的关系有什么样的影响?(标准3)
对中阶陈述 3 的回应示例
听起来上周末过得很糟糕,而你现在仍然感觉很受伤。(标准1)你认为你和你对象(标准2)最好能通过什么方式来一起解决这个问题?(标准3)

对练习 5 中阶难度当事人陈述的回应示例

对中阶陈述 4 的回应示例

我敢肯定你一定很累,也很担心其他孩子。(标准 1)我想知道,你可以怎么样在顾好其他孩子的同时,维持和女儿的关系呢?(标准 2 和标准 3)

对中阶陈述 5 的回应示例

我能看出关系不和确实让你很难受。(标准 1)我也理解,回避能让事情暂时变得简单一些。也许我们可以花点时间和你对象一起处理这些事情。(标准 2)你认为有什么方法可以减少你们之间的冲突,增进你们之间的联结?(标准 3)

对练习 5 高阶难度当事人陈述的回应示例

对高阶陈述 1 的回应示例

我能想象你可能会感觉非常羞耻。(标准 1)发生这样的大事,对伴侣来说确实是个挑战。(标准 2)你觉得要想补救,下一步可以怎么做?(标准 3)

对高阶陈述 2 的回应示例

我看得出,你很想弄清楚现在在你们的关系中(标准 2)你经历了什么,这对你来说真的很重要。(标准 1)我在想,不考虑他是不是自恋狂,你目前最想在你们的关系中实现的是什么呢?(标准 3)

对高阶陈述 3 的回应示例

我可以想象你感觉非常糟糕,但同时你也非常担心,因为你不想失去他。(标准 1)我有点担心,隐瞒在短期内也许有好处,但长期来看未必如此。你觉得你们的关系(标准 2)要想长久需要的是什么?(标准 3)

对练习 5 高阶难度当事人陈述的回应示例
对高阶陈述 4 的回应示例
噢,我很抱歉。我并不是想站在他那边,但我能理解为什么你会有这种感觉。(标准1)我的目标是帮助你们俩修复关系,而不是评判谁对谁错。(标准2)对于如何解决这个问题,你们有什么想法吗?(标准3)
对高阶陈述 5 的回应示例
因为自己没有做过的事情而被指责,确实很难受,(标准1)哪怕这种指责可能是因为你对象很痛苦。(标准2)你们俩可以用什么方法来共同解决这个问题? (标准3)

第 8 章

练习 6：强调边界

准备

1. 阅读第 2 章中的说明。
2. 附录 A 中的刻意练习反应评估表和附录 B 中的刻意练习记录表。

练习背景

系统治疗师从系统的角度与个体、伴侣和家庭开展工作。**对于这一特定的技术，你需要两名受训者：一名治疗师和一名当事人。**虽然在接下来的角色扮演中只涉及一名当事人，但通常在治疗中会涉及多名当事人。在每轮当事人陈述之前，我们提供了相应的个案背景。个案背景由下划线标注，首先阐明关系类型，随后补充额外的背景信息（例如，"<u>家庭——父亲和青春期女儿</u>"）。请确保在每轮当事人陈述之前，扮演当事人的受训者先大声朗读下划线部分的背景信息。如果在特定练习情境中，受训者的数量超过了指定的当事人角色数量，那么可以让一名或多名受训者在外圈对该轮角色扮演进行观察。我们鼓励受训者轮流扮演治疗师、当事人、观察者，以确保每个人都有机会参与练习。

技术描述

技术难度等级：中阶

在系统家庭治疗中，理解家庭的角色、规则和边界非常重要（Minuchin & Fishman，1981）。家庭由角色和规则组成；这些角色和规则有时是明确的，但更多时候是隐晦的，并且与对其成员的期望有关。这些期望反过来又形成了边界，这些边界用于调节人员进出家庭系统的身心活动，并影响家庭成员之间的联结方式。治疗师对家庭规则的反应与理解，往往能为家庭系统内设立的边界类型提供必要的洞察。因此，理解边界有助于治疗师提出干预措施，这些干预措施能让家庭成员之间的互动更加健康或更具适应性。无论是物理边界还是情感边界，其目标都是清晰、结构化且灵活。当边界过于僵化或过于模糊时，家庭就无法恰当地适应可能出现的问题。评估并强调边界，以努力改变家庭结构和互动模式，对治疗师而言非常有用。尽管系统家庭治疗师可以通过多种方式来实现这一点，**但本技术的目标侧重于通过已表达的边界来反映家庭问题，并鼓励伴侣或家庭在治疗会谈中直接谈论这些问题（即活现）**。活现，即当事人之间直接沟通的情境，能有效帮助治疗师理解伴侣或家庭中相关的互动模式，也能帮助家庭理解哪些边界对他们有益、哪些则无益（Minuchin & Fishman，1981）。重要的是，治疗师要监测当事人之间的情绪波动，以确保活现能够展示互动动态，但又不至于失控（Nichols & Fellenberg，

2000）。尽管活现最初主要用于评估，但随着时间的推移，治疗师可以在活现中努力改变家庭的互动模式。

练习 6 的技术标准
1. 反映当事人陈述中所传达的边界。
2. 请伴侣或家庭成员转向彼此，直接谈论一个与边界相关的问题（双向活现）。

治疗师强调边界的示例

示例 1

伴侣前来治疗，希望在关系中更加亲密。

伴侣 1：[愤怒] 我妹妹总是不打招呼就上门来，不管我们家当时在干啥都会被打断。她真是一团糟，我只好放下手头的一切去帮她。我和我对象都很讨厌这样！

治疗师：听起来你觉得自己不得不放下一切去帮助妹妹，甚至为此牺牲了你的家庭时间。（标准 1）要不然你们俩现在谈谈这个情况，谈谈你们希望怎么改变？（标准 2）

示例 2

伴侣前来治疗，希望解决关系中持续存在的信任问题。

伴侣 1：[防御地] 只要我和一个有点吸引力的人说话，我对象就觉得我是在出轨。我根本没有在撩别人！好像我和谁说话他都会吃醋。

治疗师：听起来你们在与他人互动的边界上存在一些差异。（标准1）要不你们俩现在就讨论一下，看看在与他人互动方面，你们能达成什么共识？（标准2）

示例 3

家庭——<u>家长和青春期儿子前来治疗，因为家长担心儿子在家里的行为不受控制。</u>

家长：[恼火]我儿子已经十几岁了，但我好像还是得帮他做所有事情。我真希望他能自己起床收拾好去上学，但他就是不干。

治疗师：听上去你成了他的闹钟，但其实你并不想这样。（标准1）要不你们俩现在就讨论一下，看看能不能找到一种对你们俩都奏效的方法？（标准2）

练习指导
第一步：角色扮演并反馈
• 在每个当事人陈述之前，当事人（即扮演当事人的受训者）大声朗读下划线部分的背景信息。 • 当事人开始第一个初阶当事人陈述。治疗师（即扮演家庭治疗师的受训者）根据技术标准**即兴**做出回应。 • 训练者（如果没有则由当事人）根据技术标准提供**简短**反馈。 • 当事人重复同一个当事人陈述，治疗师再次即兴回应，训练者（或当事人）再次提供简短反馈。
第二步：重复练习
• 对**当前难度等级**（初阶、中阶、高阶）中的所有当事人陈述重复第一步。

练习指导
第三步：评估并调整难度等级
• 治疗师完成刻意练习反应评估表（见附录 A），并决定是否调整难度。
第四步：重复练习 15 分钟
• 重复第一步至第三步，至少 15 分钟。 • 受训者轮换角色并重新开始。

现在轮到你们了！按照练习指导中的第一步和第二步练习。

请记住：角色扮演的目的是让受训者练习以一种（1）使用技术标准且（2）让受训者感觉自然真实的方式，即兴回应当事人陈述。本练习的最后，对每个当事人陈述提供了治疗师的回应示例。在阅读示范之前，受训者应先尝试做出自己的即兴回应。

练习 6 的初阶难度当事人陈述
初阶：当事人陈述 1
伴侣前来治疗，希望在关系中更加亲密。
伴侣 1：[**愤怒**]我妹妹总是不打招呼就上门来，不管我们家当时在干什么都会被打断。她真是一团糟，我只好放下手头的一切去帮她。我和我对象都很讨厌这样！
初阶：当事人陈述 2
伴侣希望有更多的时间在一起，并表示他们感觉与对方渐行渐远。
伴侣 1：[**对治疗师，沮丧**]我和我对象每周都要工作 40 多个小时，对吧？那为什么他一回家就直接坐到电脑前，而我到家还得做家务？

练习 6 的初阶难度当事人陈述
初阶：当事人陈述 3
伴侣前来治疗，希望解决关系中持续存在的信任问题。 **伴侣 1：**［**防御地**］只要我和一个有点吸引力的人说话，我对象就觉得我是在出轨。我根本没有在撩别人！好像我和谁说话他都会吃醋。
初阶：当事人陈述 4
伴侣前来治疗，担心缺乏沟通和经济压力。 **搭档 1：**［**生气**］我对象上周末去了趟市里。我知道他是去和几个朋友吃午饭了。但是，他回来时竟然给自己买了一辆新车！我简直不敢相信，他买车竟然都不先跟我商量一下！
初阶：当事人陈述 5
家庭——父母、两名青少年和一名儿童，因家庭系统中沟通不畅的问题而前来治疗。 **青少年 1：**［**坚决地**］谁也不能惹我爹。如果你敢惹他，你会后悔的。我知道他在想为什么我们跟他关系不好。大概是因为我们都怕他吧。

> 在进入下一个难度之前，评估并调整难度等级（参见练习指导中的第三步）。

练习 6 的中阶难度当事人陈述
中阶：当事人陈述 1
伴侣前来治疗，希望改善他们的育儿技术。 **伴侣 1：**［**沮丧**］我感觉娃都是我一个人在养，她好像隐身了一样。我有试着让她参与进来，但她根本没有反应。

第 8 章 练习 6：强调边界

练习 6 的中阶难度当事人陈述
中阶：当事人陈述 2
家庭——母亲和青春期儿子前来治疗，寻求愤怒管理策略。 儿子：[沮丧] 她又来了，每次我说什么的时候，她都要摸我的胳膊让我冷静下来。我知道她是我妈，但我已经 16 岁了，不是幼儿园小孩了！
中阶：当事人陈述 3
伴侣前来治疗，希望缓解持续的关系紧张。 伴侣 1：[疲惫] 我就是感觉我们的关系太混乱了。我都说不准今晚我们会愉快地相处，还是会恶语相向，吵到让我怀疑一切。
中阶：当事人陈述 4
伴侣前来治疗，因为意识到关系中缺乏亲密感。 伴侣 1：[困惑] 周六的时候，我对象的妹妹来我家玩了一会儿。我觉得留她一起吃晚饭挺好的，但吃饭时我对象几乎没说几句话。她妹妹走后，我看得出我对象很生气，但她又不愿意跟我讲话。
中阶：当事人陈述 5
伴侣前来治疗，希望探索关系中的新边界。 伴侣 1：[缓慢地] 我有点震惊。那个周末过得还挺不错的，他对我也很体贴。然后突然一下，他告诉我他想尝试一种叫作"多角恋[①]"的东西。我都无语了！

✋ 在进入下一个难度之前，评估并调整难度等级（参见练习指导中的第三步）。

---

① 多角恋（polyamory）又称多边恋、多边关系，指各方在知情同意的情况下，同时建立多个亲密关系的情感关系模式。——译者注

练习 6 的高阶难度当事人陈述
高阶：当事人陈述 1
家庭——父母和青少年前来治疗，他们由青少年的缓刑监督官[①]转介而来。 **青少年**：[防御地] 你为什么要问我们这么私人的问题？我们才刚认识你，甚至还不怎么了解你。
高阶：当事人陈述 2
伴侣前来治疗，因为注意到关系中情感亲密度下降。 **伴侣 1**：[悲伤] 我感觉我无法分享自己的感受。每次我告诉她我的情感需求时，她都会变得非常不自在。我告诉她后，如果我后面又发火了，她就会表现得像我疯了一样。
高阶：当事人陈述 3
伴侣前来治疗，以解决与扩展家庭（extended family）成员的持续冲突。 **伴侣 1**：[生气] 我简直不敢相信！我们正准备去期待已久的约会。结果出发前 15 分钟，他妈打来电话，说要他帮忙把冰箱搬下楼。他甚至都没问我的想法！直接就走了，还说他会尽量赶回来约会。过了两个小时，他还是没回来。
高阶：当事人陈述 4
伴侣为解决家庭矛盾前来治疗。伴侣 1 感觉伴侣 2 不支持自己。 **伴侣 1**：[受伤地] 我们告诉他妈我怀孕了，她还得掩饰自己的失望。我感觉她是真的很希望第一个孙辈是她自己的女儿生出来的。他觉得这没什么大不了的，但我真的很受伤。

[①] 缓刑监督官（probation officer），即社区矫正中的缓刑官。——译者注。

第8章 练习6：强调边界

练习6的高阶难度当事人陈述
高阶：当事人陈述5
伴侣因冲突和争吵无法解决而前来治疗。
伴侣1：[防御地]我真的不确定我们要不要讨论这周我和我对象之间发生的事儿。好像每次讨论到最后都会吵起来，那为什么还要让事情变得更糟呢？我们还是放下过去，继续向前吧。

> 评估并调整难度等级（参见练习指导中的第三步）。如果适当的话，请按照指导将练习变得更具挑战性（参见附录A）。

治疗师回应示例：强调边界

请记住：在阅读示范之前，受训者应尝试自己即兴回应。**不要逐字阅读以下回应，除非你自己无法做出回应！**

对练习6初阶难度当事人陈述的回应示例
对初阶陈述1的回应示例
听起来你觉得自己不得不放下一切去帮助妹妹，甚至为此牺牲了你的家庭时间。（标准1）要不然你们俩现在谈谈这个情况，谈谈你们希望怎么改变？（标准2）
对初阶陈述2的回应示例
我听到的是，你们在家中的角色失衡了，你感觉自己像个用人。（标准1）我想看看你们在家里是如何讨论这个问题的。（标准2）
对初阶陈述3的回应示例
听起来你们在与他人互动的边界上存在一些差异。（标准1）要不你们俩现在就讨论一下，看看在与他人互动方面，你们能达成什么共识？（标准2）

109

对练习6初阶难度当事人陈述的回应示例
对初阶陈述4的回应示例
在你看来，伴侣之间应该就这类重大决定进行协商。但是你对象却有不同的看法。（标准1）要不你们俩谈一谈，你们是如何看待关系中的决策的？（标准2）
对初阶陈述5的回应示例
所以关于爸爸有一条不成文的规定，而它影响着你们和他的关系。（标准1）要不你们一起讨论一下，看看你们希望这种状况如何改变？（标准2）

对练习6中阶难度当事人陈述的回应示例
对中阶陈述1的回应示例
所以你觉得她在育儿角色中参与较少。（标准1）要不你和她讨论一下你们的育儿角色，说说你们各自的预期是什么？（标准2）
对中阶陈述2的回应示例
所以你妈妈试图引起你的注意时会触碰你，这让你有些不爽，而且你觉得没必要这样。（标准1）你现在愿意和妈妈谈谈吗，你更希望她以什么样的方式引起你的注意？（标准2）
对中阶陈述3的回应示例
你感觉自己就像在坐过山车，想要一些稳定性和确定性。（标准1）要不你们俩聊一聊，看看怎么样才能实现这一点呢？（标准2）
对中阶陈述4的回应示例
所以你可能会想，是不是在某个环节错过了什么信息？（标准1）不如你们俩现在花点时间讨论一下，你们在关系中如何沟通规则，比如当有人突然造访时该怎么办？
对中阶陈述5的回应示例
关系中这种新的边界设定方式让你感到意外，这是很正常的。（标准1）我想让你们俩讨论一下你们对多角恋的想法和感受。（标准2）

第 8 章 练习 6：强调边界

对练习 6 高阶难度当事人陈述的回应示例
对高阶陈述 1 的回应示例
我理解，我还在努力赢得你们的信任，而你们也不确定想要分享什么。（标准 1）要不你们先讨论一下，如何最有效地利用在这里的时间？（标准 2）
对高阶陈述 2 的回应示例
我在想，你是不是觉得自己必须时刻克制自己的想法和感受，以免让对方感觉不知所措。然而，你最终还是会在某些时刻爆发。（标准 1）我希望你们俩能讨论一下，你们认为解决关系问题的最佳方式是什么。（标准 2）
对高阶陈述 3 的回应示例
你觉得他违背了承诺，在他妈妈和你之间选择了他妈妈。正因如此，你们错过了一次加深关系的机会。（标准 1）我非常想听听，这么多年来你们发现的最有效地建立关系的方式是什么。（标准 2）
对高阶陈述 4 的回应示例
所以你违反了一条你婆婆的规矩，而你之前甚至都不知道这条规矩的存在。现在你觉得很受伤，而他好像不是很在意。（标准 1）你们现在能不能聊一聊，找到一种方式重新达成共识？（标准 2）
对高阶陈述 5 的回应示例
所以可能你们对讨论和不讨论的界限有不同的看法。（标准 1）或许你们可以聊一聊，如何决定哪些事情需要讨论，哪些不需要？（标准 2）

第 9 章

练习 7：系统性问题之培养换位思考能力

准备

1. 阅读第 2 章中的说明。
2. 附录 A 中的刻意练习反应评估表和附录 B 中的刻意练习记录表。

练习背景

系统治疗师从系统的角度与个体、伴侣和家庭开展工作。**对于这一特定的技术，你需要两名受训者：一名治疗师和一名当事人。**虽然在接下来的角色扮演中只涉及一名当事人，但通常在治疗中会涉及多名当事人。在每轮当事人陈述之前，我们提供了相应的个案背景。个案背景由下划线标注，首先阐明关系类型，随后补充额外的背景信息（例如，"<u>家庭——父亲和青春期女儿</u>"）。请确保在每轮当事人陈述之前，扮演当事人的受训者先大声朗读下划线部分的背景信息。如果在特定练习情境中，受训者的数量超过了指定的当事人角色数量，那么可以让一名或多名受训者在外圈对该轮角色扮演进行观察。我们鼓励受训者轮流扮演治疗师、当事人、观察者，以确保每个人都有机会参与练习。

技术描述

技术难度等级：中阶

引人深思的问题对于帮助当事人思考新的可能性至关重要。系统性问题的一种是反思性问题（Tomm，1988）。反思性问题帮助当事人以新的方式思考自身及其对世界和关系的影响。在众多类型的反思性问题中，换位思考问题是一个重要类型。这种提问技巧侧重于帮助当事人采用其系统中其他重要人物的视角。虽然换位思考起初是一个认知过程，但它往往是建立共情和理解的重要前提，而共情和理解是促进关系改变所必需的。当事人通常带着痛苦和潜在的不稳定前来治疗，因此，培养以他人为中心的视角可能具有挑战性。而换位思考问题则有助于以非挑战、非对抗的方式实现这一点，同时还能加深当事人对自己和他人体验的理解。**总之，这项技术的目标是帮助当事人思考他人的内在体验，尤其是与自己行为相关的部分。**虽然培养其他在场当事人的视角尤为重要，但治疗师也可以提出关于不在场的人（包括家庭系统之外的人，如最好的朋友等）的问题。换位思考问题可以涉及情绪（例如，"当你这么说时，你的伴侣在情绪上会经历什么？"）、认知（例如，"你的朋友对你所做的改变有什么看法？"）或行为（例如，"如果你的父亲在这里，他会有什么反应？"）。需要注意的是，换位思考问题是聚焦当下的问题，是对视角的实时想象。它们不是仅仅反映过往经历（例如，"当你开始留校察看时，你妈妈是怎么想的？"）。这些问题可以在整个治疗过程中使用，以帮助当事人考虑他们可能尚未充分考虑的视角，并最终加深他们在关系中的体验。

练习 7 的技术标准

1. 根据当事人之前的陈述进行简短的反应。
2. 提出一个开放式问题，邀请当事人站在另一个人的角度考虑其当下或未来的情绪、认知或行为。
3. 问题不应问及已经发生的事情。例如，"当你经历那件事时，你的伴侣有什么感受、想法或行为？"

治疗师使用系统性换位思考问题的示例

示例 1

伴侣前来治疗，希望提升关系中的亲密度。

伴侣 1：[绘声绘色] 我对象总是面无表情。有时候我会试着从他那得到些反应，好让我确认他还在乎些什么！

治疗师：对你来说，重要的是知道他仍然能够对某些事情抱有热情。（标准1）你认为他听到这话会有什么反应？（标准2）

示例 2

伴侣因为沟通困难和回避冲突前来治疗。

伴侣 1：[担心] 过去几周都还挺顺利的，但我们并没有真正讨论过任何困难的话题。就好像我们在刻意回避似的。

治疗师：所以目前为止一切顺利，可能只是因为你们没有谈论真正的问题。（标准1）你认为你对象可能有着什么样的感受，导致他难以提起那些问题？（标准2）

示例3

伴侣有可能会分开，并对这一可能性感到矛盾。

伴侣1：[**专注地**]我真的不想失去他。我记得我们曾经拥有的美好，也真的很想回到过去。虽然我不知道该怎么做，但我真的很想。

治疗师：你真的很想继续和对方在一起，为此付出什么你都愿意。（标准1）你认为当你对象听到这话时，他会怎么想？（标准2）

练习指导
第一步：角色扮演并反馈
• 在每个当事人陈述之前，当事人（即扮演当事人的受训者）大声朗读下划线部分的背景信息。 • 当事人开始第一个初阶当事人陈述。治疗师（即扮演家庭治疗师的受训者）根据技术标准**即兴**做出回应。 • 训练者（如果没有则由当事人）根据技术标准提供**简短**反馈。 • 当事人重复同一个当事人陈述，治疗师再次即兴回应，训练者（或当事人）再次提供简短反馈。
第二步：重复练习
• 对**当前难度等级**（初阶、中阶、高阶）中的所有当事人陈述重复第一步。

练习指导
第三步：评估并调整难度等级
• 治疗师完成刻意练习反应评估表（见附录 A），并决定是否调整难度。
第四步：重复练习 15 分钟
• 重复第一步至第三步，至少 15 分钟。 • 受训者轮换角色并重新开始。

现在轮到你们了！按照练习指导中的第一步和第二步练习。

请记住：角色扮演的目的是让受训者练习以一种（1）使用技术标准且（2）让受训者感觉自然真实的方式，即兴回应当事人陈述。**本练习的最后，对每个当事人陈述提供了治疗师的回应示例。在阅读示范之前，受训者应先尝试做出自己的即兴回应。**

练习 7 的初阶难度当事人陈述
初阶：当事人陈述 1
家长和孩子一起参与会谈，因为孩子与家长疏远，家长对亲子关系感到担忧。 **家长**：[伤心] 我知道作为家长我犯过错，但我真的很想陪在我孩子身边，尤其是现在他正在飞速成长。
初阶：当事人陈述 2
当事人担心家人不会支持他在生活中做出的积极改变。 [担心] 我很庆幸自己能做出这些改变，但我害怕这些改变不会很持久。

练习 7 的初阶难度当事人陈述
初阶：当事人陈述 3
伴侣感觉关系中缺乏亲密感。 **伴侣 1**：[**若有所思**] 我们都很在乎对方，但我们有时很难建立一些真正的情感联结。
初阶：当事人陈述 4
个体——当事人回应关于向最好的朋友倾诉抑郁情绪的问题。 [**忧郁**] 我只是不想因为自己的抑郁给别人带去负担。我担心这样会把他推开。
初阶：当事人陈述 5
个体——当事人一直在学习愤怒管理的技术。 [**满怀希望**] 这周还挺好的。我做出了一些不错的改变，没有对人发脾气。

> 在进入下一个难度之前，评估并调整难度等级（参见练习指导中的第三步）。

练习 7 的中阶难度当事人陈述
中阶：当事人陈述 1
伴侣感觉陷入了争吵的怪圈。 **伴侣 1**：[**挫败**] 我讨厌老是这样吵架。我工作了一天回来，不管我做什么，我们最后总是会吵起来。
中阶：当事人陈述 2
家庭——父亲和青春期的儿子前来治疗，因为注意到儿子最近的情绪变化和退缩行为。 **父亲**：[**担心**] 他以前总是带朋友来家里玩。现在他交了一群新朋友，我却再也见不到他人了。

第9章 练习7：系统性问题之培养换位思考能力

练习7的中阶难度当事人陈述

中阶：当事人陈述3

伴侣意识到研究生学习的压力影响了两人的关系，于是开始接受治疗。

伴侣1：[**压力很大**] 我也想多陪陪他，但读研实在是压力太大了。如果我不够努力，我可能会失去一切。

中阶：当事人陈述4

个体——当事人对于分享自己的同性恋爱经历感到矛盾。

[**低落**] 我只是不知道如果我家人知道这事儿，他们还能不能接受我。所以我只能继续装模作样。真的好累啊！

中阶：当事人陈述5

伴侣在关系中出现不忠行为后试图和好，于是重新回来接受治疗。

伴侣1：[**生气**] 我感觉自己被深深地背叛了！我在我对象的手机里发现了那个男的发来的新短信。我已经不知道该相信什么了！

> ✋ 在进入下一个难度之前，评估并调整难度等级（参见练习指导中的第三步）。

练习7的高阶难度当事人陈述

高阶：当事人陈述1

个体——当事人为了管理焦虑而寻求治疗。

[**不知所措**] 我最近真的无法控制我的焦虑。感觉我每天都在惊恐发作。

高阶：当事人陈述2

伴侣因关系中沟通减少而寻求治疗。

伴侣1：[**困惑**] 我以为我们是很亲密的，但后来我对象告诉我，他之前遇到过信仰危机。他当时跟我姐姐说了这事儿，却从来没跟我说过！

练习 7 的高阶难度当事人陈述
高阶：当事人陈述 3
个体——当事人因最近的创伤经历出现侵入性记忆。 [挫败] 不管我怎么努力，我就是没法不去回想发生的那些事情。我有试着去散散步，去做那些自我关怀的事儿，但我就是摆脱不掉那些记忆。
高阶：当事人陈述 4
个体——当事人因失去父亲而悲痛欲绝。 [悲伤] 我还是非常想念他。他已经去世一年了，但我还是每天都很痛苦。
高阶：当事人陈述 5
家长和青春期女儿在第二次停学后，由学校转介前来接受治疗。 家长：[担忧] 我知道，我不能每次都在我女儿惹麻烦时帮她"擦屁股"，但她正在毁掉她自己的人生！我不希望这些事情记在她的档案里，这样她以后找工作会很难。

> 评估并调整难度等级（参见练习指导中的第三步）。如果适当的话，请按照指导将练习变得更具挑战性（参见附录 A）。

治疗师回应示例：系统性换位思考问题

记住：学员在阅读回应示例之前，应尝试即兴做出自己的回应。不要逐字逐句地朗读下面的回应，除非你在思考自己的回应时遇到困难。

对练习 7 初阶难度当事人陈述的回应示例

对初阶陈述 1 的回应示例

你非常希望能陪在孩子身边,真的很重要。(标准 1)你觉得他听到这话时,心里会想什么?(标准 2)

对初阶陈述 2 的回应示例

想到改变可能无法维持,总归会有些难受。(标准 1)你认为你对象听到这些会有什么反应?(标准 2)

对初阶陈述 3 的回应示例

即使我们想要建立联结,有时也很难做到。(标准 1)你认为你的家人会觉得与你建立联结的最有效方式是什么?(标准 2)

对初阶陈述 4 的回应示例

是啊,你现在非常需要支持,肯定不想推开任何人。(标准 1)如果你最好的朋友在这里,听到你这么说,他可能会有什么反应?(标准 2)

对初阶陈述 5 的回应示例

哇,听起来这周过得不错呀!(标准 1)如果你的孩子们在这里,他们会觉得你的哪些变化对他们来说最有意义?(标准 2)

对练习 7 中阶难度当事人陈述的回应示例

对中阶陈述 1 的回应示例

这确实很不容易,也很令人沮丧。(标准 1)你觉得在这些日子里,你对象可能在经历些什么?(标准 2)

对中阶陈述 2 的回应示例

听起来你真的很想见到你儿子。(标准 1)如果他听到你这么说,可能会有什么反应?(标准 2)

对中阶陈述 3 的回应示例

我相信有时候这确实会让人感觉不堪重负。(标准 1)如果你对象现在在这儿,他可能会说些什么?(标准 2)

对练习 7 中阶难度当事人陈述的回应示例
对中阶陈述 4 的回应示例
感觉无法做自己，真的很难受。（标准 1）如果你最好的朋友在这儿听到你这么说，他可能会有什么反应？（标准 2）
对中阶陈述 5 的回应示例
你有一种失望和不确定的感觉，这确实很难受。（标准 1）你觉得你对象听到你如此痛苦，可能会有什么反应？（标准 2）

对练习 7 高阶难度当事人陈述的回应示例
对高阶陈述 1 的回应示例
这确实让人不知所措。（标准 1）你的家人会怎么看待你最近的挣扎？（标准 2）
对高阶陈述 2 的回应示例
这是你对象生活中十分重要的一部分，而你却被排除在外，肯定很难受。（标准 1）你对象听到你讲述这些经历时，你认为他心里在想什么？（标准 2）
对高阶陈述 3 的回应示例
听起来感觉非常的难以承受。（标准 1）如果你妈妈听到这些，她可能会有什么反应？（标准 2）
对高阶陈述 4 的回应示例
他对你来说非常重要，所以你现在仍然感觉很痛苦，这很正常。（标准 1）如果你爸爸现在就在这里，看到你这么难过，他会对你说什么？（标准 2）
对高阶陈述 5 的回应示例
看到你爱的人在伤害自己，确实很难受。（标准 1）如果你女儿在这里，听到你这么说，她可能会有什么反应？（标准 2）

第 10 章

练习 8：唤起希望

准备

1. 阅读第 2 章中的说明。
2. 附录 A 中的刻意练习反应评估表和附录 B 中的刻意练习记录表。

练习背景

系统治疗师从系统的角度与个体、伴侣和家庭开展工作。**对于这一特定的技术，你需要两名受训者：一名治疗师和一名当事人。**在每轮当事人陈述之前，我们提供了相应的个案背景。个案背景由下划线标注，首先阐明关系类型，随后补充额外的背景信息（例如，"家庭——父亲和青春期女儿"）。请确保在每轮当事人陈述之前，扮演当事人的受训者先大声朗读下划线部分的背景信息。如果在特定练习情境中，受训者的数量超过了指定的当事人角色数量，那么可以让一名或多名受训者在外圈对该轮角色扮演进行观察。我们鼓励受训者轮流扮演治疗师、当事人、观察者，以确保每个人都有机会参与练习。

技术描述

技术难度等级：中阶

治疗师唤起希望的能力是任何治疗关系中的重要组成部分。然而，对于伴侣和家庭治疗师来说，这更是一项促进改变的重要技术。当家庭系统中的个体经历关系困扰时，他们很容易对自己和与他人的联结产生困难的想法和感受，甚至可能会变得沮丧。希望——作为这一痛苦的解药，为更积极的想法和感受（如信任、期望或对更好事物的向往）奠定了基础（Carlson & Dermer，2017）。希望与对改变的期望密切相关，而期望已被确定为治疗的共同要素，估计占治疗改变的15%（Lambert，1992）。当失去希望时，伴侣和家庭系统中的个体不仅更容易感到绝望，而且往往不愿考虑采取行动来改善关系互动。因此，唤起希望能够激励个体、伴侣和家庭设定具体目标，并最终做出必要的改变，以实现关系满意度的提升和家庭互动的改善。**这项技术的目标是帮助治疗师学习如何在当事人系统中唤起希望。**

为了唤起希望，系统治疗师需要考虑治疗小组内当前的感受、观点和特质。治疗师还需要以一种突出成员优势的方式与家庭互动——帮助他们设想解决问题或改善互动的可能性，从而缓解他们的痛苦或绝望。需要注意的是，在试图唤起希望时，治疗师不应向家庭成员提出不切实际或虚假的可能性（例如，"他很快就会戒掉毒瘾"或"像你们这样的关系总是会好起来的"）；相反，唤起希望的最佳方式是实事求是地专注于建立家庭成员的优势，并将其与他们当下的现实联系起来（例如，"你对儿子表达的关心和关注对康复过程十分重要"或"你们俩都表达了强烈的愿望，想要与另一半更加亲密——这是治疗过程的一个良好开端"）。治疗师仔细做出反应或确认，然后对当事人那些有助于改善互动的优势或特质进行现实评估，最终通过这一方式唤起希望。一旦实现这一目标，家庭系统中的成员就可以开始制定更具建设性、更加具体的目标，并展开更加积极的互动。

练习 8 的技术标准

1. 根据当事人的陈述，做出一个简短的反应或确认一种具体的感受，以表达对他们当前问题视角的理解。
2. 基于你所听到的优势，对他们的感受或立场提出另一种视角。
3. 与当事人确认，看看你提出的视角如何与他们的目标或愿景相联系。

治疗师使用唤起希望技术的示例

示例 1

<u>父亲和青春期的孩子因发现孩子吸毒而前来治疗。</u>

孩子：[恼火] 我们今天来这儿是因为我爸他老是跟着我，以确保我没吸毒。我都已经不碰大麻了，他还是不肯放过我。

父亲：[认真点头，但保持沉默]

治疗师：尽管你已经做到了不再吸食大麻，但你爸爸却没有放下这件事，这让你很有压力。（标准1）我听到这些时，注意到你们俩都在认真对待这件事，努力帮你戒除大麻。（标准2）那你觉得你爸爸监督你的行为，和你想要远离大麻的目标，是如何相契合的呢？（标准3）

示例 2

伴侣因近期的出轨行为而寻求治疗。

伴侣1：［绝望］每当我开始在这段关系中感受到快乐时，我就会担心他再次出轨，我也是这样一遍遍告诉他的。有时候我觉得自己快要疯了。

伴侣2：［眼睛低垂］我不知道该怎么回应。

治疗师： 当你在你们的关系中体验到快乐时，这种快乐就会被担忧和恐惧取代，你也不知道该怎么办。（标准1）我注意到你并不害怕向伴侣表达自己的感受。许多伴侣在治疗开始时都会分享他们的感受，然后学习如何做出回应，让对方感到被倾听。（标准2）我想知道，对于你和你对象来说，像这样的方式是否适合作为治疗的起点？（标准3）

示例 3

母亲和12岁的儿子前来寻求治疗，因为学校来电反映孩子在课堂上有"博取关注"的行为。

母亲：［担心］我一直在给我儿子尝试各种治疗，可他还是不停地在学校里惹事。如果他再不改，我担心他会被学校开除，那到时候我们该怎么办？我希望他能明白，自己的行为是有后果的。

儿子：［羞愧］我不知道自己怎么了。

治疗师： 孩子妈妈，你一直在尝试治疗，希望能改善你儿子的行为，但依然对他的未来充满担忧。同时，我听到你儿子也在努力理解自己的行为，这对他来说也很不容易。（标准1）听起来你们都希望更好地理解，什么样的行为方式有助于实现目标，这是治疗过程的一个重要部分。（标准2）你们能分别谈谈自己想要努力达成的行为目标吗？（标准3）

练习指导

第一步：角色扮演并反馈

- 在每个当事人陈述之前，当事人（即扮演当事人的受训者）大声朗读下划线部分的背景信息。
- 当事人开始第一个初阶当事人陈述。治疗师（即扮演家庭治疗师的受训者）根据技术标准**即兴做出回应**。
- 训练者（如果没有则由当事人）根据技术标准提供简短反馈。
- 当事人重复同一个当事人陈述，治疗师再次即兴回应，训练者（或当事人）再次提供简短反馈。

第二步：重复练习

- 对**当前难度等级**（初阶、中阶、高阶）中的所有当事人陈述重复第一步。

第三步：评估并调整难度等级

- 治疗师完成刻意练习反应评估表（见附录A），并决定是否调整难度等级。

第四步：重复练习15分钟

- 重复第一步至第三步，至少15分钟。
- 受训者轮换角色并重新开始。

➡ 现在轮到你们了！按照练习指导中的第一步和第二步练习。

请记住：角色扮演的目的是让受训者练习以一种（1）使用技术

标准且（2）让受训者感觉自然真实的方式，即兴回应当事人陈述。本练习的最后，对每个当事人陈述提供了治疗师的回应示例。在阅读示范之前，受训者应先尝试做出自己的即兴回应。

练习 8 的初阶难度当事人陈述
初阶：当事人陈述 1
伴侣正在寻求支持以尝试和好，但其中一方对参与治疗犹豫不决。 **伴侣 1**：［不确定］我对象和我分手了，我不知道我们还能不能和好。我提议做做咨询，但他之前的咨询经历并不是很好，所以我不知道这会不会有用。不过，咨询在过去确实对我有帮助。 **伴侣 2**：［耸耸肩，看向别处］
初阶：当事人陈述 2
家长和青春期孩子因孩子最近的酗酒行为而寻求治疗。 **青春期孩子**：［恼火］严格来说，那啤酒不是我的，而且这种事也不是经常发生。难道我就不能像其他人一样尝试一下吗？我已经吸取教训了。 **家长**：［担心］宝贝，我担心的不只是这个。
初阶：当事人陈述 3
家长寻求育儿支持，因为孩子们在家不做家务。 **家长 1**：［沮丧］我快崩溃了。我整天就是对着孩子大喊大叫，因为他们不肯收拾自己的东西，但这一点用也没有。我觉得这样吼来吼去的，夺走了很多我们家的欢乐时光。 **家长 2**：［嗤之以鼻］对，而且也没啥用。
初阶：当事人陈述 4
伴侣报告称，他们关系中的沟通和联结变少了。 **伴侣 1**：［悲伤］事实上，我们的关系变差已经有一段时间了。他工作太忙了，不工作的时候，他又会说他"需要休息一下"。如果我们再想不出解决办法，我担心我俩都需要在这段关系中"休息一下"了。 **伴侣 2**：［坚决］我有时确实需要休息一下！

第 10 章 练习 8：唤起希望

练习 8 的初阶难度当事人陈述

初阶：当事人陈述 5

一位家长和一名 17 岁的孩子因孩子的抑郁问题前来治疗。

孩子：[挑衅] 我不确定这种治疗有没有用。我以为来治疗代表着我爸妈会更加理解我。但现在看来，他们还是只把我当成一个废物。

家长：[冷静] 我们确实在努力理解你，这很难。

> 在进入下一个难度之前，评估并调整难度等级（参见练习指导中的第三步）。

练习 8 的中阶难度当事人陈述

中阶：当事人陈述 1

寄养家庭①的父母因年幼的养子发脾气的行为而寻求治疗。

家长 1：[得意地，叹气] 我们以前也经历过这种情况，带她来接受了治疗。她的行为好了一段时间，然后我们又开始看到那些老毛病。我不觉得事情会有什么改变，但我们还是来了。

家长 2：[难过] 我们承诺要照顾她，一想到我们可能管不好她，我就很难过。

---

① 寄养家庭是一类特殊的家庭，以家长与寄养儿童没有婚姻、血缘、收养关系同时共同居住为标志，由政府部门承担儿童的监护权。当儿童因遭受遗弃、监护人死亡、流浪避难等原因而由民政部门监护时，经过特定程序被委托在符合条件的家庭中照料，即形成了寄养家庭。——译者注

练习 8 的中阶难度当事人陈述

中阶：当事人陈述 2

伴侣因复杂的创伤史前来治疗。

伴侣 1：［哭泣］我没想到在这段关系中，我们这么早就要开始做伴侣治疗了。我坐在这里，能回想起和我前任在一起时的那些危险信号，这太可怕了。我不想再经历一次了。

伴侣 2：［冷静，疏离］我一直告诉她，我和那个混蛋完全不一样，她就是听不进去。我不知道该怎么帮她了。

中阶：当事人陈述 3

伴侣——其中一方表示对配偶缺乏欲望。

伴侣 1：［流泪］我不知道我们是怎么走到这一步的，他对我的吸引力不如从前了。我知道我想和他在一起，但总觉得有其他事情挡在中间。

伴侣 2：［伤心］听她这么说真的很难受。我还是想和她在一起。

中阶：当事人陈述 4

一名青少年正在努力告诉父母他不想继续参加体育运动了。

青少年：［焦虑］嗯……运动对我来说已经没那么重要了，但我很难这么跟我爸妈讲。我是说，我们全家以前一起运动，而且我妈还是排球教练，她总是说在我这么大的时候，运动给她带来了多少好处。但我现在对运动一点兴趣都没有。

母亲：［实事求是］那我倒是想听听你的"备用计划"是什么。小孩就需要积极地活动。

练习 8 的中阶难度当事人陈述

中阶：当事人陈述 5

家长和青少年由于青少年的物质使用问题正在缓刑中心①接受治疗。

家长：［讽刺地］所以他的毒检结果是阳性。这次是安非他命，不是大麻。我们应该为这个消息感到高兴吗？这两样东西既不能帮他念完高中，也不能帮他撤销缓刑。

青少年：［羞愧］我搞砸了。

> 在进入下一个难度之前，评估并调整难度等级（参见练习指导中的第三步）。

练习 8 的高阶难度当事人陈述

高阶：当事人陈述 1

伴侣因其中一方的焦虑问题而寻求治疗。

伴侣 1：［啜泣］我的焦虑让我感觉很孤独。她总是待在另一个房间里，在我身边还小心翼翼地。这样一点帮助都没有。

伴侣 2：［疏离］并不是我不想帮忙，真的，我只是不知道该怎么帮她。我觉得我总是会让她变得更糟，既然如此我为什么要这样去伤害她呢？

---

① 缓刑中心，即社区矫正中心，是指将符合条件的罪犯放置于社区内，由专门国家机关在相关社会团体和民间组织以及社会志愿者的协助下，在判决、裁定或决定确定的期限内，矫正其犯罪心理和行为恶习，并促进其顺利回归社会的非监禁刑罚执行活动。——译者注

练习 8 的高阶难度当事人陈述

高阶：当事人陈述 2

父亲和青春期女儿在母亲去世后前来治疗。

父亲：［轻声说，悲伤地］我没什么可说的。我确实质疑她选择的那些朋友和关系，但我也都随她去了。以前这些事儿都是她妈妈管的——你懂的，她很擅长提建议，也很擅长给她一些指导和支持。

女儿：［翻白眼，双臂交叉］她已经不在了，提醒你一下，免得你忘了。我还挺震惊的，你现在居然还能注意到我跟谁交朋友。

高阶：当事人陈述 3

伴侣间冲突严重，其中一方正在考虑结束关系。

伴侣 1：［不情愿］我很难跟她谈论她的那些感受，我不是那种人。对我来说，事情发生时直接想办法去解决会容易得多。她知道我爱她，也知道我想要和她继续走下去。

伴侣 2：［受伤，含泪］有时候我会想，我的感受是不是永远都不会被理解。结婚这么多年了，他还是不懂。我不能再这样下去了。

高阶：当事人陈述 4

家长正在寻求育儿帮助，以管理儿子的行为问题。

母亲：［先是兴奋，后是担忧］我试了书上说的那种育儿方法，就是让他做什么事之前先跟他进行眼神交流，结果真的有用诶！但后来我发现他爸没有按我说的做，然后……

父亲：［恼怒地，打断配偶］我让他做什么他就会做啊——为什么我们非得改变什么？

高阶：当事人陈述 5

一名家长和青春期的孩子因孩子的自伤行为（割伤）前来治疗。

孩子：［声音提高］我一直想告诉你，割手只是我……我不知道……可能就是能让我感觉好一点？我不是想自杀，我也不想再去那个治疗中心了——那里对我一点帮助都没有。

家长：［流泪］我不知道该怎么做才能确保你的安全。我就是不明白。

> 评估并调整难度等级（参见练习指导中的第三步）。如果适当的话，请按照指导将练习变得更具挑战性（参见附录 A）。

治疗师回应示例：唤起希望

记住：学员在阅读回应示例之前，应尝试即兴做出自己的回应。**不要逐字逐句地朗读下面的回应，除非你在思考自己的回应时遇到困难。**

对练习 8 初阶难度当事人陈述的回应示例
对初阶陈述 1 的回应示例
听起来你并不确定你们的关系会如何发展，也不确定咨询是否是你和伴侣可以考虑的一条出路。（标准 1）我注意到，你们中的一方认为过去的治疗有帮助，也相信它会帮到你们，而另一方仍在考虑它有没有用，能怎么样帮到你们。（标准 2）我在想，如果你们能各自分享一些关于治疗的经历或顾虑，看看治疗是否适合你们俩，会怎么样？（标准 3）
对初阶陈述 2 的回应示例
听起来你希望你妈妈相信你可以控制饮酒，但她仍然非常担心喝酒对你的影响。（标准 1）听到这里，我注意到你们两人有不同的观点，但可能也有一些共同的担忧。（标准 2）多听听对方的担忧，对你们判断问题的严重性会有什么帮助吗？（标准 3）
对初阶陈述 3 的回应示例
听起来你在情感上很难接受自己吼孩子，让他们自己收拾东西，而且你也意识到大喊大叫并不能让事情变得更好。（标准 1）尽管你很沮丧，但你的目标似乎是一家人在一起能有一些愉快的相处时光，这是让孩子们更愿意做家务的重要一步。（标准 2）你希望与孩子有更多愉快的相处时间，与你设想的家庭变化，这两者之间是怎么相契合的呢？（标准 3）

对练习 8 初阶难度当事人陈述的回应示例
对初阶陈述 4 的回应示例
我听出了你们的悲伤，因为你们的关系长久以来存在着一些问题。(标准 1) 同时，我也听到你们都意识到，沟通清楚什么时候休息和独处，什么时候在一起相处，对于弄清你们的关系如何继续发展很重要。(标准 2) 你们彼此期望的相处和独处的方式分别是什么样的，你们能不能互相分享一下？(标准 3)
对初阶陈述 5 的回应示例
你感到沮丧的是，尽管进行了家庭治疗，你仍然感觉自己被误解。(标准 1) 看到你们俩在这里一起努力，让我想起了你们之前的承诺，承诺以不同方式理解对方，尽管这需要一些时间，有时也很困难。(标准 2) 我在想，这种以不同方式理解对方的承诺，与你们的治疗目标有何契合之处？(标准 3)

对练习 8 中阶难度当事人陈述的回应示例
对中阶陈述 1 的回应示例
我听到，你们在家庭中努力改变的过程有时很艰难，你们有时也会感到气馁，甚至担心这可能会影响寄养安排。(标准 1) 同时，我也听到你们看到了一些你们希望看到的行为，也看到了一些你们希望有所改善的行为。(标准 2) 关注那些你们希望看到的更好的行为，与你们对家庭未来的期望，是怎么相契合的呢？(标准 3)
对中阶陈述 2 的回应示例
[对伴侣 1] 当一些事情让你想起之前的感情时，你会感到害怕，而且 [对伴侣 2] 即使你试图安抚她，你也不确定她有没有听进去。(标准 1) 我注意到你们双方都意识到过去的那段感情有多么艰难，并且都在用自己的方式努力避免重蹈覆辙。(标准 2) 我想知道，要想更充分地倾听对方的担忧，你们各自认为第一步应该怎么做？(标准 3)

对练习 8 中阶难度当事人陈述的回应示例

对中阶陈述 3 的回应示例

要承认你们在关系中注意到的这些变化确实很难。（标准 1）同时，你们能够互相谈论这些变化，也表达了你们仍然希望与对方在一起的意愿，这些都是修复关系和重燃欲望的关键步骤。（标准 2）你们能不能和对方谈谈希望以哪些方式重新建立更紧密的联结？（标准 3）

对中阶陈述 4 的回应示例

当家庭内的兴趣变得和过去不同时，开展对话可能会非常困难。（标准 1）这让我有些好奇，你们现在关心的活动有哪些，我们先不去关注那些你们不感兴趣的活动，因为听上去你们的目标是参与积极的活动，即使是体育运动以外的活动也可以。（标准 2）如果不是体育运动的话，你们来讨论一下那些你们想要关注的事情，怎么样？（标准 3）

对中阶陈述 5 的回应示例

你非常担心可能会出现新的障碍，影响你儿子撤销缓刑和完成学业。（标准 1）家长的关心和监督对帮助青少年康复至关重要，而他在戒除大麻方面已经取得了一些成功。所以，你们都在实现这一目标的过程中发挥了重要作用。（标准 2）我在想，你们可以如何利用你的关心和他在戒除大麻方面的进步，来帮助他继续前进呢？（标准 3）

对练习 8 高阶难度当事人陈述的回应示例

对高阶陈述 1 的回应示例

我听出了你的孤独，也听到你不确定该怎么做才能帮助对方，因为你担心自己可能会让事情变得更糟。（标准 1）听上去在很多方面，你们都想围绕缓解焦虑建立一些联结，只是还不知道该如何去做。（标准 2）你们觉得彼此间的联结会如何帮助你们共同应对焦虑，对此可以和我多说一些吗？（标准 3）

对练习 8 高阶难度当事人陈述的回应示例
对高阶陈述 2 的回应示例
我能听出来你们都非常想念她,她在家庭中扮演了很重要的指导角色。(标准1)孩子的爸爸,我注意到你对女儿有很多重要的建议,但却不确定是不是要告诉她,因为这是妈妈的职责。同时,我听到你的女儿在提醒你,她就在这里,现在需要一些支持。(标准2)你们能不能一起探讨一下,如果爸爸开始承担起给你建议和支持的角色,会是什么样子?(标准3)
对高阶陈述 3 的回应示例
不确定对方是否能提供自己所需的东西,这种不确定感对伴侣来说可能很难承受。(标准1)你们都分享了非常重要的感受,比如你们的爱和你们对努力改善这种模式的承诺。(标准2)让我们来谈谈你们的每一种感受对于你们维持婚姻的目标来说有多重要。(标准3)
对高阶陈述 4 的回应示例
孩子妈妈,听起来你在尝试用一种新策略来吸引儿子的注意力,而且取得了一些成功。而对爸爸来说,这并不是什么大问题。(标准1)通常情况下,如果父母能从一些对孩子有效的方法入手,他们就能很好地改变孩子的行为。(标准2)我想知道,有没有一些具体的行为,是你们一致认为需要和儿子共同解决的?(标准3)
对高阶陈述 5 的回应示例
这是一个情感上很沉重的话题,也是一个非常重要的话题。(标准1)我听到你们都希望以自己的方式更好地理解割手的行为,这是促进安全的重要部分。(标准2)你们能不能和对方多谈一谈你们对于安全问题的目标?(标准3)

第 11 章

练习 9：关注多样性

准备

1. 阅读第 2 章中的说明。
2. 附录 A 中的刻意练习反应评估表和附录 B 中的刻意练习记录表。

练习背景

系统治疗师从系统的角度与个体、伴侣和家庭开展工作。对于这一特定的技术，你需要三名受训者：一名治疗师和两名当事人（尽管其他家庭成员可能也在场，但在接下来的示例中仅对两名当事人角色进行扮演）。在每轮当事人陈述之前，我们提供了相应的个案背景。个案背景由下划线标注，首先阐明关系类型，随后补充额外的背景信息（例如，"家庭——父亲和青春期女儿"）。请确保在每轮当事人陈述之前，扮演当事人的受训者先大声朗读下划线部分的背景信息。如果在特定练习情境中，受训者的数量超过了指定的当事人角色数量，那么可以让一名或多名受训者在外圈对该轮角色扮演进行观察。我们鼓励受训者轮流扮演治疗师、当事人、观察者，以确保每个人都有机会参与练习。

技术描述

技术难度等级：高阶

如前所述，建立治疗同盟是有效治疗的核心要素，也是当事人积极改变的重要预测因素（Wampold & Imel，2015）。与治疗同盟——尤其是治疗同盟中的联结——紧密相关的另一项技术是，关注治疗关系中的多样性和平等性（Bordin，1979）。**这项技术的目标是帮助治疗师有意识地与当事人系统进行有关多样性的对话**。关注多样性和平等性，对于在治疗师和当事人系统之间建立共情联结至关重要。它具有两个重要功能：（1）确认每个人独特的、多重的身份及其在这些身份中的体验；（2）引发关于文化差异和关系中权力的重要讨论，从而促进积极改变（Crenshaw，1991；Mock，2008；Sue & Sue，2015）。当事人的社会身份及其多重身份的交集（如种族、社会经济地位、性别、性取向、创伤经历），不仅对理解其个人经历至关重要，还具有促进治疗对话和互动的巨大潜力，而这些对话和互动能够加深治疗过程的参与度。

有时，当事人会明确表达他们的社会身份、可能经历过的不平等，甚至对治疗师的看法。但是，大多数情况下这些想法和经历是潜藏不露的，除非治疗师创造一个安全的空间，将这些话题引入治疗关系中（PettyJohn et al.，2020）。因此，关注多样性和平等性是一项实用的技术，它超越了系统治疗师在理论框架内所接受的训练，肯定了多元的家庭文化和社会进程。这一技术的实践实际上促使治疗师对人们的身份及其交集展现出尊重、共情和好奇。它还涉及对当事人与治疗师之间的移情-反移情，即我们如何看待当事人以及当事人如何看待我们的理解。此外，这项技术还包括通过反思性问题和积极倾听开启对话，以促进文化谦逊（Owen，2013；Owen et al.，2011）。通过开启关注多样性的对话，当事人和治疗师能够认识到自己的位置性（positionality）、交叉身份（intersectional identities）和特权领域（points of privilege）。最终，这将开启一场对话，讨论治疗关系中的每个人是如何被看待的，以及这与整体同盟的关系。例如，治疗师可能会询问当事人在歧视或压迫方面的经历。这可能包括倾听，以更好地理解干预措施如何与一个人的经历和身份相契合。当治疗师和当事人之间的种族或文化差异未被明确表达时，这还可能包括引导双方就这些差异进行对话。本质上，这项技术为治疗师提供自我反思的机会，反思自己潜在的偏见，也让治疗师以好奇和尊重的态度对待独特系统中的独特个体，并以此为基础鼓起勇气展开开放式对话。

练习 9 的技术标准

1. 对当事人/家庭成员做出简短的共情回应，以表明你听到了他们的问题或会谈内容。
2. 对问题/会谈内容做出反应，寻找机会深入探讨其身份和独特经历。
3. 提出一个问题，表达对其身份和独特经历的持续共情和好奇。

治疗师使用关注多样性技术的示例

示例 1

一名青春期儿子和他的母亲前来治疗，因为母亲担心儿子在新学校的行为。

儿子：[**紧张**] 没人能真正理解作为一个"拉丁裔"是什么感觉，包括我爸妈。他们让我"努力融入"，但我很难对最近的新闻保持沉默。我每天在课上都会被气到。

母亲：[**眼神低垂，沉默不语**]

治疗师：我明白了，谢谢你的分享。（标准1）当听到想发表意见的新闻时，你很难保持沉默。（标准2）你提到了"最近的新闻"，我想知道哪些新闻让你最想公开表达想法？我不能主观臆断哪些新闻会让你想发表意见，这一点对我来说很重要。（标准3）

示例 2

一对夫妻在美国遇到了文化适应方面的困难。

妻子：[**直言不讳**] 大家总是很同情地看着我戴头巾的样子，好像他们认为这样（指向头部）或者伊斯兰信仰不是我自己的选择——是我老公让我这么做的。

丈夫：[**对治疗师，焦虑地**] 我担心你也不是特别懂我们。

治疗师：谢谢你告诉我你的选择，也让我知道这对你来说是一个重要的问题。（标准1）听起来你希望别人明白，你的着装方式是你自己的选择，而你感觉他们并不这么认为。（标准2）我在想，当你看着我时，你是否担心我也可能像他们一样，在了解你和你丈夫的过程中做出这样的假设。这是你的担心吗？（标准3）

第 11 章 练习 9：关注多样性

示例 3

由于担心儿子的抑郁症，一位父亲和他的青春期儿子来到社区外展计划[①]寻求治疗。

父亲：[担心]他没带手机，我都快疯了！哪个孩子会忘带手机？如果他被警察拦下却没带手机……他怎么办？我不能……这附近的警察不能……

儿子：[不屑一顾，避免眼神接触]大哥，你担心过头了。我不会有事的。

治疗师：哇[叹气]。我能感受到你对儿子的担心，（标准1）我也能听出你不想让爸爸担心。（标准1）孩子爸爸，看来手机对你来说是一种确保他在被拦下时能联系到你的方式，你希望能保护他。（标准2）在我们讨论如何解决这个问题之前，有没有什么关于你在这个社区的一些经历，是你想让我了解的？（标准3）

练习指导
第一步：角色扮演并反馈

- 在每个当事人陈述之前，当事人（即扮演当事人的受训者）大声朗读下划线部分的背景信息。
- 当事人开始第一个初阶当事人陈述。治疗师（即扮演家庭治疗师的受训者）根据技术标准**即兴**做出回应。
- 训练者（如果没有则由当事人）根据技术标准提供**简短**反馈。
- 当事人重复同一个当事人陈述，治疗师再次即兴回应，训练者（或当事人）再次提供简短反馈。

---

① 社区外展计划旨在为特定社区提供各种服务，如健康、教育、社会服务等，其中包括心理健康领域的服务，如心理科普教育、心理咨询、危机干预等。——译者注

练习指导
第二步：重复练习
• 对当前难度等级（初阶、中阶、高阶）中的所有当事人陈述重复第一步。
第三步：评估并调整难度等级
• 治疗师完成刻意练习反应评估表（见附录A），并决定是否调整难度。
第四步：重复练习 15 分钟
• 重复第一步至第三步，至少 15 分钟。 • 受训者轮换角色并重新开始。

> 现在轮到你们了！按照练习指导中的第一步和第二步练习。

请记住：角色扮演的目的是让受训者练习以一种（1）使用技术标准且（2）让受训者感觉自然真实的方式，即兴回应当事人陈述。本练习的最后，对每个当事人陈述提供了治疗师的回应示例。在阅读示范之前，受训者应先尝试做出自己的即兴回应。

练习 9 的初阶难度当事人陈述
初阶：当事人陈述 1
一对伴侣因近期分手前来寻求支持。 **伴侣 1：**［焦虑］我们来找你，因为我对象离开后，我就一蹶不振。想到要失去他，还要在一个异性恋为主流的社区里做个单身的同性恋，我就很难受。不知道你了不了解这些？ **伴侣 2：**［实事求是］我有时也会害怕。老实说，我不知道你会不会懂我们。

第 11 章 练习 9：关注多样性

练习 9 的初阶难度当事人陈述
初阶：当事人陈述 2
在青春期儿子被指控逃学后，一名留校察看[①]监督人员被指派过来，随后父亲和儿子开始进行治疗。 **父亲**：[声音提高] 我明白留校察看的事，真的。他搞砸了。我不认为监督人员能理解我们，你知道吗？他开车来我们家的时候，车上贴着蓝旗贴纸[②]。作为一个黑人家庭，我想我们可以推测出他的立场。那么这对我儿子意味着什么？ **儿子**：[睁大眼睛，听着爸爸的评论，但沉默不语]
初阶：当事人陈述 3
一对跨种族伴侣因搬到以白人为主的郊区后出现关系问题前来接受治疗。 **伴侣 1**：[双臂交叉，恼火] 我预约这次治疗是因为他说他会来，结果他现在坐在这……一言不发……如果他再不说话，我可能就要疯了。 **伴侣 2**：[直截了当地说，与治疗师目光接触有限] 我不知道这能怎么帮我们。我们从原来的社区搬走之前一切都很好。

---

① 留校察看（probation）是美国对于学术不端行为的惩罚措施之一。——译者注
② 蓝旗通常与美国南北战争中的南方联盟有关，彼时南方联盟支持黑人奴隶制。——译者注

练习 9 的初阶难度当事人陈述

初阶：当事人陈述 4

一对异性伴侣正在寻求婚前咨询。

男方：［自信地］尽管我的父母一开始遭受了很多歧视，但我们家在这个城市的生意还是很成功的。我的未婚妻不属于迦勒底社区①，所以我还是很庆幸他们接受了她的，因为家庭和社区对我们而言就是一切。我们在这里拥有一切资源，将来我们有了自己的家庭也会很幸福。我知道，只要她愿意尝试，我相信我们会幸福的。

女方：［悄悄地］他的家人确实花了不少时间才接受我，那段时间是我们关系中很艰难的一段时期。我的家人很难接受我离家这么远，而且他们还希望我们能和他们一起在基督教堂做礼拜。我觉得他并没有听到这一点。

初阶：当事人陈述 5

一对父母被转介前来接受治疗，以帮助管理他们年幼的孩子在学校的行为问题。

父亲：［强硬地］我的孩子不会有行为问题。这没有真实地反映他们的教养，而且还会让我儿子和女儿未来的老师对他们有偏见。教育太重要了。

母亲：［实事求是地］如果我们在自己的国家，这种事情压根就不会发生。这是一个家庭问题，家庭问题应该让家庭自己解决。在我们国家就没有这样的育儿项目。

> 在进入下一个难度之前，评估并调整难度等级（参见练习指导中的第三步）。

---

① 迦勒底社区指特定的宗教或文化群体，即迦勒底人聚集的地区或社区。这一群体属于天主教会的一部分，使用叙利亚语作为礼拜语言。——译者注

练习 9 的中阶难度当事人陈述

中阶：当事人陈述 1

重组家庭（生父、继母和一个青春期儿子）没有保险，正在一家公立心理健康机构寻求治疗，该机构位于城市的另一端，与他们的居住地相距甚远。

继母：［对治疗师，真诚地］是我提出让孩子接受治疗的，因为我知道我丈夫可能不会这么做。他很要面子，你知道吗？不是因为心理健康问题，而是因为他开车经过这里时，看到这栋豪华的建筑，后面那些停着的豪车，就会想"为什么我们要这么辛苦地赶来这里，还要大老远地开车穿过整个城市，就因为我们没有保险"。

父亲：［防御地］我是来为我儿子寻求帮助的，不是来向你们证明我有多穷的。我敢打赌，你们都有很高端的医疗保险——那种可以支付心理治疗费用的保险。

中阶：当事人陈述 2

伴侣在请外人帮忙照顾孩子的问题上产生了矛盾。

伴侣 1：［愤怒不断加剧］我坚持我们俩自己照顾孩子，而不是把孩子丢给邻居或朋友，他就因为这个对我发火。我们连自己的孩子都照顾不了，别人会怎么看我们？这就是我养孩子的方式——应该自己在家照顾孩子！

伴侣 2：［轻蔑，只与治疗师对视］好吧，我的成长经历告诉我，"村里的孩子大家养"。你不能过度保护孩子，要让他们学会信任家庭以外的人，对吧？要是你你也会这么做的，对吧？这很合理，不是吗？我的意思是，我们总希望他们能有点社交能力吧。

练习 9 的中阶难度当事人陈述
中阶：当事人陈述 3
母亲和她从亚洲领养的 10 岁女儿，因女儿的抑郁和焦虑问题前来治疗。 **母亲：**［**自信地**］我很难理解她怎么小小年纪就抑郁了。她上的是一所好学校，学校里的孩子都很优秀，成绩也不错。我去接她的时候，她周围好像也围着很多朋友！宝贝，你能告诉我到底是怎么了吗? **女儿：**［**胆怯地**］我的同学都很奇怪。他们觉得我很奇怪，今天他们嘲笑我带去学校的午饭，还用手指拉扯自己的眼皮[①]。他们对我不好，他们不是我的朋友。
中阶：当事人陈述 4
伴侣寻求治疗以探索非一夫一妻制的关系。 **伴侣 1：**［**犹豫地**］我知道开放式关系并不常见，但我们想试试。尤其是因为我们之前都出轨过。我们听说你们诊所对非传统伴侣关系是比较支持的……希望这是真的…… **伴侣 2:**［**同样犹豫地**］我们想一起努力，让这事儿能顺利进行。这事儿我们也没法跟任何人说。

---

① 一种嘲讽亚洲人眼睛小的种族歧视动作。——译者注

第 11 章　练习 9：关注多样性

练习 9 的中阶难度当事人陈述

中阶：当事人陈述 5

母亲和女儿前来治疗。女儿搬到外省的母亲家后，母亲开始寻求治疗。女儿之前与父亲及大家庭一起生活，住在她出生的美洲原住民保留地。父母已经离婚。

母亲：［**实事求是地**］自从搬来这里，她就像变了个人似的。我终于找到了一份好工作，努力在南方为我们母女俩创造新生活。我看得出来，她很想念家乡……想念……嗯……那个保留地，但如果她不愿意在这里交朋友或者融入进来，我真的不知道还能做什么了。

女儿：［**情感平淡，对治疗师说**］我在保留地的时候，和奶奶在一起，还在以前的学校上学，那时我感觉比现在好多了。之前为了阻止输油管穿过我们的土地，我们会去抗议，但这里没有人会像我们那样去抗议任何事情。这儿只有足球和名牌服装。在现在这个社区里，哪怕是今天在这里，我都感觉自己格格不入。

> 在进入下一个难度之前，评估并调整难度等级（参见练习指导中的第三步）。

练习 9 的高阶难度当事人陈述

高阶：当事人陈述 1

一对跨种族同性伴侣，在与上一位治疗师有过不愉快的治疗经历后，与新治疗师开始治疗。

伴侣 1：［**紧张地**］我和我对象希望在治疗中有一个新的开始。我们上一位治疗师是一个有着稳定恋爱关系的男性同性恋，虽然他与我们有一些相似的身份认同，但我们感觉他老是分享自己的经历，就好像我们一定会理解似的。一开始感觉还不错，后来就感觉不太对劲了。

伴侣 2：［**点头，赞同**］有时会感觉很不舒服。我希望你不是这样的。

147

练习9的高阶难度当事人陈述

高阶：当事人陈述2

一位年轻的母亲带着她5岁的孩子前来参加移民住房和心理健康计划[①]的摄入性会谈。

母亲：[担忧，语速很快]不好意思，我迟到了，还把孩子也一起带来了。我不知道错过这次会谈会发生什么。我又加班了——如果我不加班，我担心会被举报。你们会举报我吗？我真的很想有一个更稳定的住处，但我估计你们得先确定我是个合格家长，对吗？如果我不是呢？

孩子：[坐着玩妈妈的钱包]

高阶：当事人陈述3

寄养家庭的母亲和十几岁的女儿在几个月前开始寄养安置之后，开始与一位新治疗师进行治疗。

母亲：[彬彬有礼地说，环顾房间]很高兴我们通话之后这么快就能来治疗。我女儿特别想见你，因为你是黑人，和她一样。你看起来人很好。

女儿：[嘲笑母亲]你总算找到了。我可不想跟之前那个治疗师说话。

高阶：当事人陈述4

一位单身母亲和她四个青春期儿子中最小的儿子前来治疗。这个家庭长期接受居家疗法，从母亲的原生家庭开始，一直延续至今。他们生活在一个很小的乡村社区。

儿子：[挑衅地]你在搞笑吗？我绝对不会遵守那个门禁的。看完比赛我就出门。

母亲：[挫败地，看了看治疗师，然后看向别处]你有什么好主意吗？显然，经过这么长时间的治疗，和这么多治疗师工作过，我还是没搞明白。最后一个孩子了——肯定会像其他几个一样，谁的话都不听。

[①] 移民住房和心理健康计划（immigrant housing and mental health program）旨在为移民提供全方位心理健康服务和社会支持的项目，项目内容通常包含心理健康评估与治疗、住房支持、社会支持服务等。——译者注

> **练习 9 的高阶难度当事人陈述**
>
> **高阶：当事人陈述 5**
>
> 一对拉丁裔女同性伴侣正在进行第三次治疗，但她们对继续和该治疗师工作感到矛盾。
>
> **伴侣 1**：[**犹豫地**] 好吧，我先来说吧。我们做了几次治疗了，但我不确定我们有没有进展。这对我来说很难说出口，但这个过程吧——我是说，你和我们——和我想象得不太一样。身为拉丁裔女性，有些事情对我和我未婚妻很重要，对吧？我的意思是，我们会不会谈到这些事呢？
>
> **伴侣 2**：[**听着，对伴侣 1 和治疗师微笑**] 既然你提到了，其实我也有类似的想法。

> ✋ 评估并调整难度等级（参见练习指导中的第三步）。如果适当的话，请按照指导将练习变得更具挑战性（参见附录 A）。

治疗师回应示例：关注多样性

记住：学员在阅读回应示例之前，应尝试即兴做出自己的回应。不要逐字逐句地朗读下面的回应，除非你在思考自己的回应时遇到困难。

> **对练习 9 初阶难度当事人陈述的回应示例**
>
> **对初阶陈述 1 的回应示例**
>
> 你们最近经历了一段艰难的时期，感谢你们让我了解了一些你们在分手后的担忧。（标准 1）听起来，你们的一些恐惧源于你们社区对你们的酷儿身份的看法，也包括我能怎么帮助你们修复关系。（标准 2）你们各自分享一下，你们希望我怎样理解你们的性别和性身份，我们先从这里开始好吗？（标准 3）

对练习 9 初阶难度当事人陈述的回应示例
对初阶陈述 2 的回应示例
嗯［暂停并深呼吸］。这感觉真的很难。（标准 1）看到那面蓝旗唤起了你的无力感，你无法说出维护家庭的话。是这样吗？（标准 2）让我们来谈谈，怎么样能确保我们的工作能帮助你的家庭获得让你感到舒适的帮助。（标准 3）
对初阶陈述 3 的回应示例
我听到你们在不同方面都对治疗过程有些矛盾，也许还对你们近期的搬家感到矛盾。（标准 1）对我来说，重要的是我们能相互了解，这样我才能理解你们的需求，而你们也能决定我是否适合帮助你们。（标准 2）搬到这个社区对你们每个人意味着什么，我们可以从这里开始谈谈吗？（标准 3）
对初阶陈述 4 的回应示例
感谢你们开始谈论过去遭受歧视和适应对方家庭文化的经历对你们的影响。（标准 1）我想知道，你们是否还想进一步探索一下，在你们备婚的过程中，你们如何看待双方家庭的进一步融合。（标准 2）对你们各自来说，你们的家庭文化中哪些是重要的，对此你们可以多说一些吗？（标准 3）
对初阶陈述 5 的回应示例
看到自己的孩子在学校里挣扎，你很难受，你希望能够解决他的行为问题。（标准 1）同时，听起来你对于在这里通过正规项目来处理这个问题缺乏信心，如果你回到中国和家人在一起，你会更有信心。是这样吗？（标准 2）在你们国家，大家庭的成员是如何支持育儿的，这一点你可以和我多说一些吗？（标准 3）

第 11 章 练习 9：关注多样性

对练习 9 中阶难度当事人陈述的回应示例

对中阶陈述 1 的回应示例

我很高兴你能主动表达出来，说出了你在家中看到的一些需求。（标准 1）我听到你说，这个地方可能让你想起家人在医保上遇到的一些困难，而且这里离你们社区较远，所以可能让你感觉既不熟悉，也不安全。（标准 2）你愿不愿意和我分享一下，有什么方法能帮助你在这里接受治疗时感到更自在一些？（标准 3）

对中阶陈述 2 的回应示例

我听出了你们双方的沮丧，也听出了你们在处理这种情况时陷入了僵局。（标准 1）我想谨慎一点，不想把我的育儿观点强加给你们，因为我的观点可能由于各种原因与你们的截然不同。（标准 2）听起来有一点很重要，就是你们双方都有机会去听听对方的成长经历和文化是如何影响你们作为父母的决策的。对于这一点，你们可以一起讨论一下吗？（标准 3）

对中阶陈述 3 的回应示例

在儿童青少年时期出现的抑郁症有时候让人很难理解。（标准 1）你的女儿给了你一些重要的线索，她在同龄群体中感到不舒服，这可能是她抑郁的原因之一。（标准 2）你有没有想过，她亚裔美国人的身份可能会如何影响她在学校的人际关系呢？（标准 3）

对中阶陈述 4 的回应示例

感谢你们的坦诚，分享了别人对你们关系的看法，以及你们在治疗中的一些目标。（标准 1）我们治疗的价值观之一是肯定多样化的关系，对我来说很重要的一点是，我不会根据我自己的关系经验来假设你们关系的目标。（标准 2）你们愿不愿意帮我理解一下，开放式关系对你们各自意味着什么？（标准 3）

对练习 9 中阶难度当事人陈述的回应示例

对中阶陈述 5 的回应示例

[对两个当事人] 这对你们俩来说都是一个艰难的调整过程，[对女儿] 我也听到了你有多么想念你的原住民家庭和社区。（标准 1）我很感谢你告诉我今天和我在一起有一种不确定感，这是完全可以理解的。（标准 2）我们可以先一起讨论一下，有什么事情可以让你在这个空间里感觉更舒适一些？（标准 3）

对练习 9 高阶难度当事人陈述的回应示例

对高阶陈述 1 的回应示例

我明白了，也很高兴你们分享了之前治疗中的经历。（标准 1）听起来，虽然一开始透露一些社会身份对你们来说是很重要，但后来发展到了你们俩都感到不舒服的地步，是这样吗？（标准 2）你们能不能各自跟我说说，在我们开始建立工作关系时，对于我的社会身份的理解，你们觉得哪些是比较重要的？（标准 3）

对高阶陈述 2 的回应示例

感谢你不辞辛苦赶到这里，你的女儿我们也随时欢迎。（标准 1）对我来说，重要的是你们在这里感到安全。（标准 2）你能不能帮我理解一下，你来这里参加这个项目可能有哪些担忧或恐惧？我们从这里开始聊可以吗？

对高阶陈述 3 的回应示例

对寄养儿童的治疗是一项重要的干预措施，所以我很高兴你们两位能来到这里。（标准 1）听起来，你们的到来让我们有机会进行一个重要的讨论，就是认识到你们所选择的治疗师和你们之间的种族差异。（标准 2）我们能不能先聊一聊，你们各自认为治疗过程中重要的部分是什么？（标准 3）

第 11 章 练习 9：关注多样性

对练习 9 高阶难度当事人陈述的回应示例
对高阶陈述 4 的回应示例
妈妈，我听到了你的挫败。（标准 1）虽然我刚来这个机构，也是第一次与你们一起工作，但我知道你们之前和我们机构的其他治疗师一起工作过，也知道有时候你会感觉自己在育儿上不是很成功，在你年轻的时候可能也没有得到足够的支持。（标准 2）在我们开始讨论你儿子的门禁问题之前，能不能先聊聊，对于我来到你家，你有什么样的感受，我的到来让你想到了什么？（标准 3）
对高阶陈述 5 的回应示例
感谢你们坦诚地分享了你们对治疗进展的看法，以及作为拉丁裔女性，你们到目前为止的体验是否符合你们对这一过程中的预期。（标准 1）当个体寻求治疗时，他们通常会觉得与相似的治疗师一起工作更加舒适——比如外貌相似、语言相同，或者他们相信治疗师能更深入地理解他们的文化经历。（标准 2）你愿不愿意继续谈谈，作为拉丁裔女性，什么对你们来说是重要的，以及你们是否觉得我适合继续与你们一起工作？（标准 3）

第 12 章

练习 10：建立治疗同盟之制定治疗目标

准备

1. 阅读第 2 章中的说明。

2. 附录 A 中的刻意练习反应评估表和附录 B 中的刻意练习记录表。

练习背景

系统治疗师从系统的角度与个体、伴侣和家庭开展工作。**对于这一特定的技术，你需要四名受训者：一名治疗师和三名当事人**。在每轮当事人陈述之前，我们提供了相应的个案背景。个案背景由下划线标注，指出当事人的主要问题，并附带额外的背景信息（例如，"<u>主要问题：父亲和青春期女儿在女儿的门禁问题上存在分歧</u>"）。请确保在每轮当事人陈述之前，扮演当事人的受训者先大声朗读下划线部分的背景信息。如果在特定练习情境中，受训者的数量超过了指定的当事人角色数量，那么可以让一名或多名受训者在外圈对该轮角色扮演进行观察。我们鼓励受训者轮流扮演治疗师、当事人、观察者，以确保每个人都有机会参与练习。

技术描述

技术难度等级：高阶

1979年，爱德华·波丁提出的治疗同盟泛理论概念化包含任务、目标和联结三个不同的维度。**本练习聚焦于治疗同盟中的"目标"，这是治疗初期的一个关键要素。**在该练习中，治疗师将学习如何在治疗室内有多名系统成员的情况下，制定清晰的治疗目标。在与系统工作的初期，关于治疗期间的最佳目标，很可能会存在分歧甚至冲突。即使在治疗目标上没有冲突，这些目标也常常模棱两可或界定不清。关于治疗目标或明显或隐蔽的分歧，会导致无法建立治疗同盟或治疗同盟破裂。要使系统治疗取得成功，系统成员之间需要就治疗目标达成基本一致；否则，系统成员可能会相互对立，从而削弱治疗效果。

治疗同盟中的"目标"维度，包括治疗师与当事人就治疗预期结果达成的共识。当家庭治疗师与一个系统（伴侣或家庭）工作时，治疗师需要确保所有系统成员在治疗目标上达成一致。在商定目标时，重要的是目标要切合实际，并为治疗工作确立一个明确的共同目的。目标应以积极的方式表述，体现每位当事人在治疗中希望实现的内容（Patterson et al., 2018）。积极目标的示例包括"我希望每天对另一半多说一些肯定的话，以此来改善与她的沟通""我希望能戒酒，这样我就能在晚上多陪陪孩子"。重要的是，治疗师要花时间从每个系统成员那里获取治疗目标。在探寻目标时，提出一个以解决方法为导向的问题非常有用（Patterson，2018）。这类问题旨在探索治疗结束后，当问题消失、系统在没有该问题的情况下正常运转时，系统／问题会是什么样子。

一些治疗师可能会使用奇迹提问（miracle quesiton；de Shazer，1988），询问当事人如果奇迹发生、问题消失，他们的关系或家庭会是什么样子。在制定目标时，另一个重要策略是使用量化问题。这类问题有助于当事人确定其目标重要性的优先级。例如，治疗师可以问"从1到10，根据整体的重要性对你或你家人提到的每个目标进行排序"。

当事人分享了他们预期的治疗目标后，治疗师会总结他们所听到的内容，并提出涵盖所有当事人观点的、宽泛的治疗目标。最终商定的目标最好能被所有系统成员接受。要做到这一点并不容易，尤其是在目标不一致的情况下。例如，如果前来治疗的家庭中，青少年希望没有门禁，而父母则希望将门禁时间定在晚上9点，那么治疗中各方的目标就存在巨大差异。在这种情况下，治疗师会努力提出一个所有人都能接受的目标，比如"我们在治疗中要努力就一个可接受的、符合所有家庭成员意愿的门禁时间达成一致"。系统中的所有成员就目标达成一致，并感到有责任为实现这一共同结果而努力，这一点很重要。在与系统工作时，有必要确定目标的优先级。一个系统中通常有许多事项需要处理，所以应在目标制定阶段的早期确定优先级。安全或伤害相关的问题始终具有最高优先级。此外，制定具体的、可衡量的目标也很有用。当事人应感觉他们的目标是可实现的，他们将会知道自己正在取得进展，也将会知道自己何时实现了这些目标。有些改变很容易量化，比如就门禁时间达成一致，但有些改变的量化则更为困难（比如，每位家庭成员都将一直对家庭生活感到满意）。同样也很重要的一点是，每位当事人都致力于实现目标，并感觉自己有能力、有力量去实现这些目标。有时，当事人可能会觉得实现目标的障碍太多，这可能会让他们感到沮丧。治疗师会询问每位当事人对目标的投入程度，以及他们对自己实现目标的能力和力量的感知。最后，随着治疗的推进或对系统的新认知的出现，治疗师应与当事人合作，调整和修改目标。

练习 10 的技术标准
1. 治疗师对主要问题或情境做出一个简短的共情性总结或反应。
2. 治疗师向系统中的每个成员询问目标（使用所建议的方法，如奇迹提问）。
3. 治疗师总结每个系统成员的目标。
4. 治疗师提出一个目标，留待系统成员决定是否同意。

治疗师制定治疗目标的示例

示例 1

主要问题：一对冲突不断的伴侣因频繁争吵前来接受治疗。

治疗师：［用标准 1 和标准 2 询问当事人的目标］目前我从你们两位那里了解到，你们的关系中存在很多争吵。（标准 1）你们能否尽可能具体地告诉我，你们希望从治疗中得到什么，以及你们如何判断我们的治疗工作已经完成了？（标准 2）

伴侣 1：［轻声地］我希望停止争吵，他骂我让我觉得很挫败，还让一切都变得更糟了。对我来说，如果我们能减少争吵，不再恶语相向，治疗就算是成功了。

伴侣 2：[有些激动] 我听到她说的了，但对我来说，她吵架吵一半就离开房间会让我很抓狂。这让我很烦躁，因为我们从来没有真正解决我们的争吵。我希望我们能结束分歧，解决大部分分歧。

治疗师：[使用标准 3 和标准 4 回应目标] 我听到你们都希望从治疗中获得相似的东西。你们都希望以不同的方式进行争论，都希望减少分歧。（标准 3）我们一起工作的主要目标之一就是帮助你们改善解决分歧的方式，这听上去怎么样？（标准 4）

示例 2

主要问题：儿子被发现吸食大麻后，父母和青春期儿子来接受治疗；父母很生气、很难过，希望他立即戒毒。

治疗师：[用标准 1 和标准 2 询问当事人的目标] 我听到你们都说大麻给你们的家庭带来了压力。（标准 1）对于我们的合作来说，重要的是我们能制定出大家都能同意的目标。我想让你们想象一下，如果奇迹发生了，治疗完成了，你们的生活会发生什么变化？尽可能具体一点。（标准 2）

儿子：[指责] 如果不是他们一直对我大吼大叫，我会继续抽大麻。我所有的朋友都在抽，现在我的父母禁止我抽大麻，如果他们再发现，就会没收我的游戏机。我想抽大麻。我又不是瘾君子之类的。

家长 1：[有些防御] 我希望他能戒掉。我知道这在现在这个社会可能不太现实，但这就是我的愿望。我知道现在在我们州，21 岁以上的人吸食大麻是合法的，但对他来说仍然是违法的。我们来到这里是想让他停止抽大麻,我们也想停止争吵,因为这让我们的家庭生活变得很不愉快。

家长 2:[**焦虑**]我不想让他因为吸大麻而被捕。那太可怕了。老实说,我十几岁的时候也抽过大麻,但现在是我儿子在抽,我感觉不一样,而且这是违法的。如果他被抓了,这将是他一辈子的案底。我希望能努力阻止他吸食大麻,别让他形成习惯了。

治疗师:[**使用标准 3 和标准 4 回应目标**]当我听你们说话时,我发现你们对治疗的要求略有不同。[**对儿子**]对你来说,你希望能够抽大麻,你也希望你的父母能够放过你。[**对父母双方**]我听到你们说,你们希望儿子停止吸食大麻,你们担心他会陷入法律麻烦。我还听到你说,你已经厌倦了家里的争吵。(标准 3)[**对所有人**]看来,一个大目标是减少你们家中持续的争吵。第二个目标是你们三人就[**儿子**]抽大麻的问题达成一致。(标准 4)

示例 3

<u>主要问题:一对伴侣前来接受治疗。其中一方最近有了外遇,而另一方则感到受伤和愤怒。</u>

治疗师:[**用标准 1 和标准 2 询问当事人的目标**]到目前为止,我有听到自从婚外情被发现后,你们的关系一直很痛苦。(标准 1)处在你们这种情况的伴侣,希望从治疗中获得的东西往往大不一样。我希望你们每个人都能告诉我,你们具体希望从伴侣治疗中得到什么。(标准 2)

伴侣 1:[**沮丧**]发生的事情让我崩溃了。我觉得我的世界已经走到了尽头。我来这里是想看看有没有办法挽回这段关系。

第 12 章　练习 10：建立治疗同盟之制定治疗目标

伴侣 2：[绝望] 我来这里是因为我想挽救我们的关系。我犯了一个大错，我想改。

治疗师：[使用标准 3 和标准 4 回应目标] 我从你们俩的谈话中听到，你们都想看看你们的关系是否可以修复和疗愈。（标准 3）听起来你们并不在同一个位置，但我听到你们都在说，你们想评估一下现在的关系处在什么位置，以及以后能不能走下去。（标准 4）

练习指导
第一步：角色扮演并反馈
• 在每个当事人陈述之前，当事人（即扮演当事人的受训者）大声朗读下划线部分的背景信息。 • 当事人开始第一个初阶当事人陈述。治疗师（即扮演家庭治疗师的受训者）根据技术标准**即兴**做出回应。 • 训练者（如果没有则由当事人）根据技术标准提供**简短**反馈。 • 当事人重复同一个当事人陈述，治疗师再次即兴回应，训练者（或当事人）再次提供简短反馈。
第二步：重复练习
• 对**当前难度等级**（初阶、中阶、高阶）中的所有当事人陈述重复第一步。
第三步：评估并调整难度等级
• 治疗师完成刻意练习反应评估表（见附录 A），并决定是否调整难度。
第四步：重复练习 15 分钟
• 重复第一步至第三步，至少 15 分钟。 • 受训者轮换角色并重新开始。

> 现在轮到你们了！按照练习指导中的第一步和第二步练习。

161

请记住：角色扮演的目的是让受训者练习以一种（1）使用技术标准且（2）让受训者感觉自然真实的方式，即兴回应当事人陈述。本练习的最后，对每个当事人陈述提供了治疗师的回应示例。在阅读示范之前，受训者应先尝试做出自己的即兴回应。

练习 10 的初阶难度当事人陈述
初阶：当事人陈述 1
主要问题：一名青春期女孩来接受治疗，称自己经常感到情绪低落，而且焦虑不安。
治疗师：[使用标准 1 和标准 2 询问当事人的目标]
当事人：[坚持] 我只想感觉好一点，不想再那么焦虑了，尤其是和朋友出去的时候。
治疗师：[使用标准 3 和标准 4 对目标做出回应]
初阶：当事人陈述 2
主要问题：一对老夫妻来接受治疗，他们说他们已经结婚 42 年了，但最近在临终问题上发生了争执，包括死亡、遗嘱和搬进养老院的问题。他们称与独子关系疏远。
治疗师：[使用标准 1 和标准 2 询问当事人的目标]
伴侣 1：[实事求是] 对我来说很简单，我们不会一直吵架。搬到养老院去，还会再次见到我们的儿子。
伴侣 2：[平静地] 我的观点有点不同。如果我们的目标实现了，我们还可以住在我们的房子里，我不想在养老院结束我的生命。
治疗师：[使用标准 3 和标准 4 对目标做出回应]

第 12 章 练习 10：建立治疗同盟之制定治疗目标

练习 10 的初阶难度当事人陈述

初阶：当事人陈述 3

主要问题：一个家庭来接受治疗，抱怨争吵和打架。这个家庭由一对已婚异性夫妇和他们的两个孩子（分别为 10 岁和 12 岁）组成。只有 12 岁的孩子参与了会谈。

治疗师：［使用标准 1 和 2 询问当事人的目标］

父亲：［疲惫］我们家经常争吵。我希望事情不要总是那么激烈。

母亲：［沮丧］我同意，而且家里也很乱，房间总是乱糟糟的，我很生气，因为我得帮每个人收拾东西。

12 岁儿童：［小声］我想我也希望我们能少点争吵。

治疗师：［使用标准 3 和标准 4 对目标做出回应］

初阶：当事人陈述 4

主要问题：一位单身母亲带着两个青春期的孩子来接受治疗。她说自己不堪重负，希望得到孩子们更多的帮助。

治疗师：［使用标准 1 和标准 2 询问当事人的目标］

母亲：［流泪］我觉得所有事情都是我在做，我需要帮助。我一个人做不来。我打两份工，还要为他们俩的活动奔波。我只想让他们多帮我点忙。

青少年 1：［担忧］我真的很想在家里多帮忙，但我也有压力。

青少年 2：［惊讶］我不知道情况这么糟糕。我绝对愿意多帮忙。

治疗师：［使用标准 3 和标准 4 对目标做出回应］

练习10的初阶难度当事人陈述

初阶：当事人陈述5

主要问题：一对男同性恋前来接受治疗，抱怨彼此沟通困难。他们已经在一起两年，并已订婚。

治疗师：[使用标准1和标准2询问当事人的目标]

伴侣1：[坚决]我想得到更多的关注，我希望他能花点时间试着理解我想说的话。我不想成为一边看电视，一边还要用力与对方沟通的情侣。

伴侣2：[深思熟虑地]我希望，五年后我们不必事事争吵。有时候我们的交流似乎并没有真正倾听对方，而是急于开始争吵。

治疗师：[使用标准3和标准4对目标做出回应]

在进入下一个难度之前，评估并调整难度等级（参见练习指导中的第三步）。

练习10的中阶难度当事人陈述

中阶：当事人陈述1

主要问题：一名中年男子前来接受治疗。他说在生活中感到孤独，与直系亲属关系疏远，在亲密关系方面也有困难。虽然他没有自杀倾向，但他的摄入性会谈文件中提到过去曾有过结束一切的想法。在过去的两年里，他已经接受了12位治疗师的治疗。

治疗师：[使用标准1和标准2询问当事人的目标]

当事人：[不确定]我不确定自己到底想要解决什么。真的有很多不同的问题。上一位治疗师似乎没有取得什进展。我想我希望自己不要总是那么孤立无援。

治疗师：[使用标准3和标准4对目标做出回应]

第 12 章 练习 10：建立治疗同盟之制定治疗目标

练习 10 的中阶难度当事人陈述
中阶：当事人陈述 2
主要问题：一对异性恋伴侣在接受治疗时抱怨在性欲方面的差异。 **治疗师：**［使用标准 1 和标准 2 询问当事人的目标］ **男方：**［恼火］我只想在这段关系中有更多的性生活。我总想做点什么，而她却总是没心情。我觉得很沮丧。 **女方：**［辩解］我只是没有他那么强烈的欲望。我压力太大的时候，他似乎总想做点什么。从来没有任何触碰或前戏。我不想只是机械地做爱。 **治疗师：**［使用标准 3 和标准 4 对目标做出回应］
中阶：当事人陈述 3
主要问题：一个重组家庭前来接受治疗。父亲在预约时说，他和继母都希望得到帮助，因为两个孩子总是不尊重继母，不服从她的管教，他们的孩子分别是 9 岁和 11 岁。这次治疗中只有 11 岁的孩子在场。 **治疗师：**［使用标准 1 和标准 2 询问当事人的目标］ **11 岁的孩子：**［有压力地］我不知道我们为什么要在这里。我还有好多作业要做［停顿了一下，若有所思］如果让我说一个目标的话，我希望多陪陪爸爸。我们好像再也没一起做过什么事了。 **父亲：**［焦虑和沮丧］我一直在努力让每个人都开心。我最担心的是两个孩子对继母的态度。他们似乎不尊重她，对她说的任何话都充满敌意。 **继母：**［悲伤地］我真的觉得自己像《灰姑娘》里的邪恶继母。如果我不用再当邪恶的继母就好了。 **治疗师：**［使用标准 3 和标准 4 对目标做出回应］

练习 10 的中阶难度当事人陈述

中阶：当事人陈述 4

<u>主要问题</u>：一对异性恋夫妻来接受治疗，他们在工作上遇到了困境。妻子最近得到一份在另一个州的新工作，她想接受这份工作并搬走。而丈夫则想留在父母身边，目前也不想换工作。

治疗师：[使用标准 1 和标准 2 询问当事人的目标]

丈夫：[强调]她有个荒唐的想法，她认为我们该搬到佛罗里达州。我不喜欢佛罗里达，我也担心这对孩子们的影响。我还能再见到我的父母吗？不要再为这次搬家争论不休了，我对搬家一点兴趣都没有。

妻子：[难以置信]我得到了这个绝佳的职业机会。这份工作我每年可以多赚 6 万美元，而且我们离海边更近了。我不明白他为什么对搬家如此消极。况且坐飞机去佛罗里达也不是很远。

治疗师：[使用标准 3 和标准 4 对目标做出回应]

中阶：当事人陈述 5

<u>主要问题</u>：一对异性恋夫妇带着他们 10 岁的儿子前来接受治疗，他们说儿子患有注意力缺陷/多动障碍，在学校经常惹麻烦。

治疗师：[使用标准 1 和标准 2 询问当事人的目标]

儿子：[真诚地]如果我不再给老师惹麻烦，爸爸妈妈就会对我满意了。

母亲：[焦虑地]我非常担心我们的儿子。他在学校经常惹麻烦，而且根本不听我的话。我很担心这对他的未来的影响。

父亲：[不确定]我不知道所有的事实，但我支持我的妻子参加今晚的咨询，我的目标和她一样。

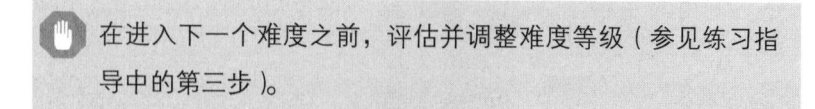

治疗师：[使用标准 3 和标准 4 对目标做出回应]

> 在进入下一个难度之前，评估并调整难度等级（参见练习指导中的第三步）。

第 12 章 练习 10：建立治疗同盟之制定治疗目标

练习 10 的高阶难度当事人陈述
高阶：当事人陈述 1
主要问题：一位 50 岁出头的女性当事人称，她最近刚离婚，在适应方面遇到了问题。
治疗师：［使用标准 1 和 2 询问当事人的目标］
当事人：［不知所措］这次离婚来得太突然了，我完全没想到。我以为我们会白头到老。有一天，他回到家说他不想继续了。我失去了所有的自信，感觉自己已经老得不能再约会了。我想重新找回正常的感觉，但我不知道那会是什么样子。
治疗师：［使用标准 3 和标准 4 对目标做出回应］
高阶：当事人陈述 2
主要问题：一对 30 多岁的异性夫妻前来接受治疗。女方说她想要个孩子，男方不想要。
治疗师：［使用标准 1 和 2 询问当事人的目标］
女方：［沮丧］我一辈子都想要个孩子，现在他却告诉我这不可能。我觉得自己被欺骗被背叛。治疗结束后，我认为只有两个选择：我们会努力要孩子，或者我们会离婚。
男方：［小声］她一提到离婚，我就觉得害怕。这是我最不想看到的。我也不想要孩子，对我来说进退两难。
治疗师：［使用标准 3 和标准 4 对目标做出回应］

练习10的高阶难度当事人陈述
高阶：当事人陈述3
主要问题：一对女同性恋来接受治疗。她们紧张且情绪化，因为其中一方最近发现另一方在过去两年一直有外遇。
治疗师：［使用标准1和标准2询问当事人的目标］
伴侣1：［愤怒］她对我和我们的家庭所做的一切让我很挫败。她怎么能这样做，而且还这么久。我来接受治疗看看有没有办法可以挽救这段关系。
伴侣2：［认真地］我想让她知道我爱她，我也希望我们的关系能继续。我为自己的所作所为感到抱歉，她才是我想要结婚的对象。我希望治疗能帮助修复我对我们关系造成的伤害。
治疗师：［使用标准3和标准4对目标做出回应］
高阶：当事人陈述4
主要问题：父母双方和他们的青春期儿子来接受治疗，并报告说，他们在汽车使用的问题上一直僵持不下，导致了多次大吵大闹。
治疗师：［使用标准1和标准2询问当事人的目标］
儿子：［恼怒］我很生气，我只是想要一些自由。但我的父母不让我用车，我还一直都见不到我的女朋友，因为我们住在乡下。我来这里就是为了说服他们让我用车。
母亲：［坚决］我受够了他那张阴沉的脸和不尊重的态度。他要是不改，他就别想用车。
父亲：［实事求是］他母亲每天都为这事心烦。他不跟她好好说话。我觉得自己夹在中间。我支持他想要更多自由，但他必须更加尊重他的父母。
治疗师：［使用标准3和标准4对目标做出回应］

第 12 章 练习 10：建立治疗同盟之制定治疗目标

练习 10 的高阶难度当事人陈述
高阶：当事人陈述 5
主要问题：一对异性夫妻前来接受治疗。丈夫开始接受治疗是因为一段时间以来他一直担心妻子的饮酒量，尤其是最近发现她酒后开车。
治疗师：[使用标准 1 和标准 2 询问当事人的目标]
丈夫：[焦虑] 她酒后驾车，吓死我了。这必须得停止。我今天来是因为她喝酒已经失控了。她喝得实在太多了。你可以帮她戒酒吗？
妻子：[辩解] 他反应过度了。我只是喝了几杯，开车也没问题。我希望我们在这些问题上能够加强沟通。
治疗师：[使用标准 3 和标准 4 对目标做出回应]

✋ 评估并调整难度等级（参见练习指导中的第三步）。如果适当的话，请按照指导将练习变得更具挑战性（参见附录 A）。

治疗师回应示例：制定治疗目标

记住：学员在阅读回应示例之前，应尝试即兴做出自己的回应。不要逐字逐句地朗读下面的回应，除非你在思考自己的回应时遇到困难。

对练习 10 初阶难度当事人陈述的回应示例
对初阶陈述 1 的回应示例
治疗师目标询问：到目前为止，我很高兴能了解你。听起来你很多时候都感到力不从心。（标准 1）我很想知道，你对每周想在咨询中获得什么有没有什么具体的想法。（标准 2）
治疗师目标总结：我听到你说焦虑症妨碍了你的社交生活，（标准 3）你希望治疗能帮助你不再感到焦虑，因为焦虑让你无法与朋友外出。（标准 4）

169

对练习 10 初阶难度当事人陈述的回应示例

对初阶陈述 2 的回应示例

治疗师目标询问：听起来可能过渡到养老院给你们的关系造成了压力。（标准 1）我想让你们俩想象一下，治疗结束了，治疗起作用了，你们所有的问题都消失了。如果所有问题都消失了，你们的生活会是什么样子？尽可能具体地说说。（标准 2）

治疗师目标总结：我听到你们各自的目标略有不同。[对伴侣 1]听起来你不希望在你们的关系中经常争吵，而且你想计划搬去养老院住。[对伴侣 2]我听到你说你还没有准备好搬进养老院。（标准 3）[对双方]如果我们把治疗的目标定为退休计划，并努力在未来就此达成一致，这怎么样？即使没有达成一致，你们也可以看看相互讨论这个问题是如何帮助你们减少争吵，并与对方建立更紧密的联结。（标准 4）

对初阶陈述 3 的回应示例

治疗师目标询问：我听到你们已经争吵了一段时间，你们都很累。（标准 1）你们希望从我们的治疗中得到什么呢？（标准 2）

治疗师目标总结：我听到了一些共同点和一些不同点。似乎你们大多数人都希望在这段关系中减少与彼此的争吵。（标准 3）我建议我们的治疗重点不仅可以放在减少争吵上，还可以放在增加彼此的积极沟通和良性互动上。（标准 4）

对初阶陈述 4 的回应示例

治疗师目标询问：我才刚认识你们一家，但听起来你们显然被很多事情压得喘不过气来。（标准 1）你们每个人能不能告诉我一下，你们认为治疗会对你们的情况有什么帮助吗？你们的具体治疗目标是什么？（标准 2）

治疗师目标总结：我有听到你们都说，你们的家庭现在压力很大。（标准 3）听起来我们可以立即着手做两件事：第一，减轻压力，尤其是妈妈的压力；第二，帮助你们更加支持彼此，这样你们三个人能够共同分担。（标准 4）

第 12 章 练习 10：建立治疗同盟之制定治疗目标

对练习 10 初阶难度当事人陈述的回应示例

对初阶陈述 5 的回应示例

治疗师目标询问：我听到你们俩都说，你们在挣扎着与对方沟通。（标准 1）如果把你们自己放到五年后，你们的关系一切顺利，那时你们的沟通会是什么样子？（标准 2）

治疗师目标总结：我听到你们都说，你们的关系失去了一些联结。听起来你们想要的东西都差不多。（标准 3）我们把治疗目标设定为：如何更密切地倾听和关注对方，以及如何让你们俩更紧密地联结在一起，怎么样？

对练习 10 中阶难度当事人陈述的回应示例

对中阶陈述 1 的回应示例

治疗师目标询问：在我看来，你已经挣扎了一段时间，并尝试了许多不同的方法来改善你的状况。（标准 1）你能否描述一下你的治疗目标，以及这些目标与你之前的治疗经历有何不同？（标准 2）

治疗师目标总结：我知道你曾经看过很多不同的治疗师，我希望这次的治疗经历对你来说是不一样的。（标准 3）我听到你说的一个关键目标是，你不想总是与世隔绝，你希望与周围的人有更多的联系。（标准 4）

对中阶陈述 2 的回应示例

治疗师目标询问：来见治疗师并谈论这些关系上的困难，并不是一件容易的事。（标准 1）你们每个人能不能和我讲讲，你们希望从治疗中得到什么？（标准 2）

治疗师目标总结：我听到你们俩都说你们有不同的目标，而且有时似乎是相反的。我还听到你们都提到，在你们的亲密关系中，有一些你们并不完全满意。（标准 3）我建议我们设定一个目标，改善你们的亲密关系，但我们要找到一种方法，让你们双方都能获得更好的体验。（标准 4）

对练习 10 中阶难度当事人陈述的回应示例
对中阶陈述 3 的回应示例
治疗师目标询问：谢谢你们今天来讨论你们的问题。重组家庭往往对一个家庭来说会很难。（标准 1）你们每个人能不能都跟我说说你们的治疗目标是什么？［**对 11 岁的孩子**］你能先说说吗？（标准 2） **治疗师目标总结**：谢谢大家的分享，［**对家长**］我希望你们的另一个孩子也能参与治疗。我听到你们都描述了一些重组家庭会共同经历的挣扎。（标准 3）我认为，我们一起工作的主要目标应该是如何在尊重你们所经历的所有丧失和变化的基础上创建一个新的家庭。这样，你们每个人的需求都能得到满足。（标准 4）
对中阶陈述 4 的回应示例
治疗师目标询问：这听起来像是你们作为夫妻正在努力解决的一个困境。（标准 1）我希望，你们首先各自描述一下你们的治疗目标和你们的关系目标。（标准 2） **治疗师目标总结**：我听到你们俩的谈话，似乎你们各自对未来有不同的设想。［**对丈夫**］我听到你说，你不想搬到佛罗里达去，如果搬了，你担心会承担一些损失，比如不能经常见到父母，或者孩子们会受到影响。［**对妻子**］我听到你说，这对你和你的家庭来说是一个个人和职业发展的好机会。（标准 3）尽管你们的立场似乎截然相反，但我还是要说，我们的治疗目标是共同努力，就搬到佛罗里达州的可能性达成一个解决方案。重要的是，我们要有一个环境，让你们两个人能够以一种能够真正听清各自在说什么的方式进行交谈。（标准 4）
对中阶陈述 5 的回应示例
治疗师目标询问：在学校惹了麻烦确实会造成很大的压力。（标准 1）为什么你们不分别描述一下我们一起工作的目标？［**对 11 岁的儿子**］要不然你先来？（标准 2） **治疗师目标总结**：我听到你们所有人都说，你们很担心学校里的那些挑战，你们都希望这一切能够结束。（标准 3）这听起来像是你们都同意我们共同工作的目标——当孩子在学校没有行为问题时，治疗就成功了。

第 12 章 练习 10：建立治疗同盟之制定治疗目标

对练习 10 高阶难度当事人陈述的回应示例

对高阶陈述 1 的回应示例

治疗师目标询问：我听到你说，你的离婚很突然，对你来说非常困难。（标准 1）你的治疗目标是什么？请描述一些现实的、具体的、可衡量和可实现的目标。（标准 2）

治疗师目标总结：你经历了人生中非常痛苦和突然的转变。（标准 3）我听到你提到了几个目标——重拾自信、哀悼失去的婚姻、重新约会以及接受离婚。（标准 4）这些目标听起来是适合你的吗？

对高阶陈述 2 的回应示例

治疗师目标询问：听上去你们都在为一些与家庭未来有关的问题而挣扎。（标准 1）你们希望从伴侣治疗中具体得到些什么？（标准 2）

治疗师目标总结：我听到你们俩对涉及人生重大决定的治疗有非常不同的目标。（标准 3）我听到的一点是，你们都很关心对方，都希望这段关系能够继续下去。我建议，我们工作的最初目标可以是关注你们谈论要孩子这个问题的方式，侧重于你们双方都能被对方听到。在你们双方都有被倾听并对此感到满意之后，我们再决定下一步该怎么做。（标准 4）你们觉得这听起来如何？

对高阶陈述 3 的回应示例

治疗师目标询问：谢谢你们今天的到来。你们经受了一段具有挑战性的经历。[对伴侣 1] 这段经历对你的伤害特别大。（标准 1）不如你们分别跟我说一下，你们想一起工作达成的目标。（标准 2）

治疗师目标总结：我清楚地听到这件事对你来说伤害极大。我还听到你们都希望有某种方法可以挽救和修复你们的关系。（标准 3）这似乎是我们现在都能同意的一个大目标。我想建议的另一个目标是，我们要为第三者设定界限，确保她不再干扰你们的关系。接下来可能还会有其他目标出现。（标准 4）

对练习 10 高阶难度当事人陈述的回应示例
对高阶陈述 4 的回应示例
治疗师目标询问：听起来你们家面对汽车使用的问题陷入了僵局，你们一直在争吵。（标准 1）不如你们都来说说自己的治疗目标，[**对青少年**] 我想请你先说。（标准 2） **治疗师目标总结**：我很高兴你们陷入僵局的时候，可以来参与治疗解决问题。我也从你们的谈话中听到了希望。[**对儿子**] 可以理解，随着年龄的增长，你希望有更多的自由，也希望有时间和女朋友在一起。[**对父母**] 同样可以理解的是，你们希望儿子更加尊重他人，少发脾气。（标准 3）我能听到至少有两个目标可以一起努力：第一，帮助你的儿子更加尊重爸爸妈妈，并让爸爸妈妈具体说明尊重是什么样子的；第二个，协商汽车的使用和使用条件。（标准 4）你们觉得这两个目标听起来如何？
对高阶陈述 5 的回应示例
治疗师目标询问：听起来酒精已经成为你们关系中的一个热门话题。（标准 1）不如你们各自描述一下伴侣治疗的目标？（标准 2） **治疗师目标总结**：感谢你们两位来到这里并分享了你们的治疗目标。我听到你们的目标有很大的不同。[**对丈夫**] 我听到你说你非常担心她的饮酒行为，担心会发生什么不好的事情，比如车祸。[**对妻子**] 我听到你说你不认为自己有饮酒的问题，你想在沟通上多下功夫。（标准 3）当你们两位离得太远时，通常很难设定治疗目标。我建议我们在两个目标上下功夫：第一，酒精的使用，什么时候它会成为一个问题，成为问题时该怎么办；第二，你们之间在酒精和其他问题上的沟通。（标准 4）你们觉得这听起来怎么样？

第 13 章

练习 11：追踪互动循环

准备

1. 阅读第 2 章中的说明。
2. 附录 A 中的刻意练习反应评估表和附录 B 中的刻意练习记录表。

练习背景

系统治疗师从系统的角度与个体、伴侣和家庭开展工作。对于这一特定的技术，你需要三名受训者：一名治疗师和两名当事人。在每轮当事人陈述之前，我们提供了相应的个案背景。个案背景由下划线标注，首先阐明关系类型，随后补充额外的背景信息（例如，"家庭——父亲和青春期女儿"）。请确保在每轮当事人陈述之前，扮演当事人的受训者先大声朗读下划线部分的背景信息。如果在特定练习情境中，受训者的数量超过了指定的当事人角色数量，那么可以让一名或多名受训者在外圈对该轮角色扮演进行观察。我们鼓励受训者轮流扮演治疗师、当事人、观察者,以确保每个人都有机会参与练习。

技术描述

技术难度等级:高阶

在理解事件如何发生时,许多人会采用基于线性因果(A 导致 B)的理解方式。在理解人际关系时,线性因果的用处则有限。当然,有时一方的行为可能会导致另一方的行为。但更多时候,关系基于循环因果(A 和 B 相互影响)。这一概念有助于更丰富、更准确地理解互动模式和循环,是系统取向疗法的一项关键技术(e.g., Hargrave & Pfitzer, 2011; Johnson & Salvetti, 2019)。图 13-1 所示的循环因果关系经常在系统疗法中以某种形式被讨论。

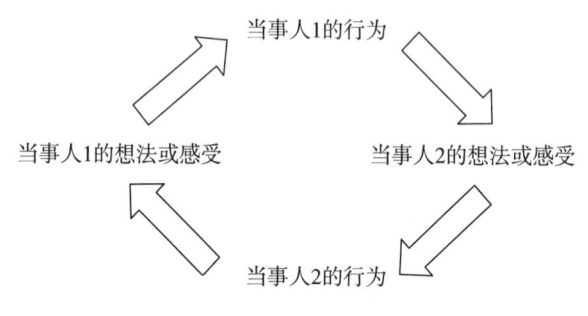

图 13-1 循环因果关系

无论你从图 13-1 中的哪里开始,都请沿着顺时针方向来进一步理解这个循环。所以,如果当事人 1 提到或做出了某种行为,下一步就是探索当事人 2 在想法或感受上如何做出回应。随后,你分析这些想法或感受是如何导致当事人 2 的行为反应的，而当事人 2 的这些行为反应又会反过来影响当事人 1 的想法或感受，进而影响当事人 1 的行为反应。以一种"追逐 – 回避"的互动模式为例，伴侣 1 主动提起他们伴侣关系中的一个问题。伴侣 2 对这个问题感到有些防御和不知所措，所以在简短解释之后，他选择回避。在伴侣 1 看来，伴侣 2 似乎不想谈论这个问题，这让伴侣 1 感到被忽视。有了这种感觉，伴侣 1 就会向伴侣 2 表达自己对其回避行为的感受，于是，这种模式就循环下去了。实际上，从图 13-1 中的哪个位置开始并不重要，因为每个人都在相互影响对方。**这项技术的目的是练习理解负向的互动循环，并进一步拆解它**。以这种方式追踪互动循环，不仅能让当事人学会系统地思考自己的体验，还能帮助他们开始探索哪些内在体验促成了自己和他人的行为。通过这一方式，该技术可以为当事人赋能，让他们更全面地理解其内在体验与外部行为之间的关系。这些循环可以是正向的，也可以是负向的，在整个治疗过程中探索它们都会有所帮助，尤其是在治疗初期，识别和探索负向循环以改变它们十分重要。

关于这项技术，最后再做一点说明：由于这是一项系统性技术，当治疗室中有多位当事人在场时，它最能发挥作用，因为它会涉及当事人此时此刻对彼此的感受。这一点在追踪从当事人 1 的行为到当事人 2 的想法或感受这一循环时尤其明显。虽然可以询问当事人 1 认为当事人 2 可能有什么想法或感受（如"当你这样做时，你的伴侣感觉如何"）但这样问有时用处不大，更有用的方法是直接询问当事人 2 的感受（如"当你的伴侣这样做时，你感觉如何"）。

因此，在二元治疗（当事人 1 和当事人 2 同时参与治疗）情境中，每位当事人陈述都将由一位当事人（当事人 1）来进行。此外，有时一位当事人会提到循环中的多个元素。在这种情况下，你可以选择哪一个逆时针方向上的元素最具探索价值。

练习 11 的技术标准
1. 隐性技术，无须口头表达：识别当事人陈述中所强调的循环元素，即当事人 1 的行为、当事人 1 的想法或感受、当事人 2 的行为或当事人 2 的想法或感受。 2. 做出一个简短的反应，总结目前为止所表达的循环元素。 3. 提出一个开放式问题，引出有关循环中其他未知元素的更多信息。

治疗师追踪互动循环的示例

示例 1

<u>家庭——母亲和青春期儿子。父母正为青少年在家中的行为而苦恼，这导致了家庭冲突。</u>

儿子：［恼怒］我都不知道我们为什么来这儿，但我妈妈说我们必须来这儿。

母亲：［沮丧］我不想这么说，但我儿子知道说什么才能真正让我生气。他总是说最刻薄的话。

治疗师：［确定循环元素：儿子的行为］（标准 1）你儿子真的很会刺激你。（标准 2）当他说这些话时，你有什么想法和感受？（标准 3）

示例 2

夫妻——因家中争吵升级而寻求治疗。

伴侣 1：[**悲伤**] 上星期我们吵得很凶，我实在受不了，就走了。

伴侣 2：[**困惑**] 是啊，你五个小时都没回来。我都不知道你在哪儿。

治疗师：[**确定循环元素：伴侣 1 和伴侣 2 的行为以及伴侣 1 的行为**]（标准 1）所以，你们真的大吵一架，然后你决定离开……（标准 2）

选项 1：当你的伴侣离开时，[**对伴侣 2**] 你的想法和感受是怎样的？（标准 3）

选项 2：让我们倒退一下。在你决定离开五个小时之前，[**对伴侣 1**] 你的内心发生了什么？（标准 3）

示例 3

伴侣——讨论他们的原生家庭，以便更好地了解他们的关系中会出现什么。

伴侣 1：[**冷静**] 我从未见过我的父母有冲突。事情根本不是问题。

伴侣 2：[**沮丧**] 你的家人只是回避了一切。我的家人过去总是谈论事情，因为我们不怕冲突。所以，当我提出一些事情，而我的伴侣却不参与时，我真的觉得被拒绝了。

治疗师：[**确定循环元素：伴侣 1 的行为、伴侣 2 的行为和伴侣**

2 的想法或感受](标准 1)

[对伴侣 2 说]所以你发现自己提出了一些问题,但感觉你的伴侣并没有参与进来。这让你感到被拒绝了……(标准 2)

选项 1:[对伴侣 2]当你有这种感觉时,你最终会怎么回应你的伴侣?(标准 3)

选项 2:[对伴侣 1]当你的伴侣最终与你一起解决问题时,你会怎么样?(标准 3)

练习指导
第一步:角色扮演并反馈
• 在每个当事人陈述之前,当事人(即扮演当事人的受训者)大声朗读下划线部分的背景信息。 • 当事人开始第一个初阶当事人陈述。治疗师(即扮演家庭治疗师的受训者)根据技术标准**即兴**做出回应。 • 训练者(如果没有则由当事人)根据技术标准提供**简短**反馈。 • 当事人重复同一个当事人陈述,治疗师再次即兴回应,训练者(或当事人)再次提供简短反馈。
第二步:重复练习
• 对**当前难度等级**(初阶、中阶、高阶)中的所有当事人陈述重复第一步。
第三步:评估并调整难度等级
• 治疗师完成刻意练习反应评估表(见附录 A),并决定是否调整难度。
第四步:重复练习 15 分钟
• 重复第一步至第三步,至少 15 分钟。 • 受训者轮换角色并重新开始。

第 13 章 练习 11：追踪互动循环

> 现在轮到你们了！按照练习指导中的第一步和第二步练习。

请记住：角色扮演的目的是让受训者练习以一种（1）使用技术标准且（2）让受训者感觉自然真实的方式，即兴回应当事人陈述。本练习的最后，对每个当事人陈述提供了治疗师的回应示例。在阅读示范之前，受训者应先尝试做出自己的即兴回应。

练习 11 的初阶难度当事人陈述
初阶：当事人陈述 1
伴侣——让治疗师了解到，他们在关系中正在经历孤独和隔离。 伴侣 1：[指责] 你下班回家就直奔书房。 伴侣 2：[防御地] 那是我放松的地方。我不想把工作的压力都带回家，所以我去那里。 伴侣 1：也许吧，但看起来你更像是不想待在我身边。
初阶：当事人陈述 2
家庭——母亲和青春期儿子。父母正为青少年在家中的行为而苦恼，这导致了家庭冲突。 儿子：[恼火] 我都不知道我们为什么来这里，但我妈妈说我们必须来这儿。 母亲：[伤心] 我不想这么说，但我儿子知道说什么话才能真正让我生气。他总是说最刻薄的话。
初阶：当事人陈述 3
伴侣希望改善关系中的沟通，有效地解决争吵。 伴侣 1：[困惑] 无论我们谈论什么事情，都像是在比赛或辩论之类的。 伴侣 2：[防御地] 有什么不对吗？我觉得如果要有什么观点，她应该能支持说出点什么支持这些观点吧。 伴侣 1：[对治疗师] 但他似乎从不认可我的观点。他只想赢。

练习 11 的初阶难度当事人陈述

初阶：当事人陈述 4

青少年的父母他们担心儿子可能会出现严重的心理疾病症状。

父母 1：［焦虑］我 19 岁时，爸爸患上了精神分裂症。

父母 2：［实事求是］现在我们的儿子到了这个年龄，我的伴侣不停地担心他会发生什么事。

初阶：当事人陈述 5

伴侣双方都希望伴侣 1 的焦虑能得到解决，这也是他们一直关心的亲密关系问题的一部分。

伴侣 1：［沮丧］我的焦虑阻碍了我们之间的联结，但它实在是太难受了。

伴侣 2：［理解］这很难，我知道你也没办法。

伴侣 1：［不堪重负］实在是太多了……

> 在进入下一个难度之前，评估并调整难度等级（参见练习指导中的第三步）。

练习 11 的中阶难度当事人陈述

中阶：当事人陈述 1

伴侣——讨论他们的原生家庭，以便更好地了解他们的关系中会出现什么。

伴侣 1：［实事求是］我从未见过我的父母有冲突。事情根本不是问题。

伴侣 2：［指责］你的家人只是回避了一切。我的家人过去总是谈论事情，因为我们不怕冲突。所以，当我提出一些事情，而我的伴侣却不参与时，我真的觉得被拒绝了。

练习 11 的中阶难度当事人陈述
中阶：当事人陈述 2
当事人个人对当前关系中的依赖表示担忧。 [担心] 我的伴侣正在努力少喝酒，我能做些什么来帮助他？他提起这个事情，好像会觉得羞愧，也不想给我增加负担。
中阶：当事人陈述 3
伴侣——近期，由于家庭融合，伴侣之间的关系紧张。 伴侣 1：[真诚地] 我知道这需要时间，但我们的家庭真的很难融合。 伴侣 2：[困扰] 是啊，都一年了，你女儿还是很反感我。就好像她不希望我在她身边一样，这让我很担心我们没办法在一起。
中阶：当事人陈述 4
夫妻——因家中争吵升级而寻求治疗。 伴侣 1：[实事求是] 上星期我们吵得很凶，我实在受不了，就走了。 伴侣 2：[沮丧] 是啊，你五个小时都没回来。我都不知道你在哪儿。
中阶：当事人陈述 5
家长——认为自己的女儿可能患有强迫症，正在就如何帮助女儿寻求建议。 家长 1：[担心] 我女儿最近患上了强迫症。我在网上看到的，这可能就是所谓的"谨慎强迫症"。如果她有一个不好的想法，她就会觉得自己必须跪下来祈祷 10 分钟。 家长 2：[有点恼火] 我们很努力地想去理解这种行为，但这真的很令人沮丧。

> 在进入下一个难度之前，评估并调整难度等级（参见练习指导中的第三步）。

练习 11 的高阶难度当事人陈述

高阶：当事人陈述 1

伴侣——关系中持续出现让人伤心的争吵。

伴侣 1：[沮丧] 过去的一周很艰难。我的目标是尽我所能使事情顺利进行，但他却说了一些伤人的话。

伴侣 2：[惊讶] 真的吗？我都不记得我说过什么了。不过我记得你很生气，对我说了一些很刻薄的话。之后，我们就走了。

高阶：当事人陈述 2

伴侣——在关系中的性亲密问题上有争执。

伴侣 1：[沮丧] 上周我给她做了一顿丰盛的晚餐，但她整个过程明显心不在焉。

伴侣 2：[略防御] 这确实是个好事，但我总觉得你这么做只是为了上床。所以，我整晚都对你很冷淡。

高阶：当事人陈述 3

个体——作为治疗的一部分，当事人个人正在质疑其关系中的健康的边界。

[防御] 我知道我的伴侣很抑郁，觉得自己一无是处，但我也觉得自我价值很低！我也有需求，但似乎总是不得不把我的需求放在一边。

高阶：当事人陈述 4

伴侣——关系中屡次出现撒谎行为，二人正尝试和好。

伴侣 1：[不知所措] 我试着给予信任。真的。我只是不知道自己还能不能做到。

伴侣 2：[沮丧] 我伴侣说得对。我已经搞砸了太多次了，我不确定我们还能不能回到从前。我真的搞砸了。

第 13 章 练习 11：追踪互动循环

练习 11 的高阶难度当事人陈述
高阶：当事人陈述 5
伴侣——双方都在寻求治疗，以提高共度美好时光的能力。 **伴侣 1**：[**实事求是**] 我的伴侣是个实干家。 **伴侣 2**：[**防御**] 这是坏事吗？ **伴侣 1**：[**悲伤**] 不总是。但有时我需要你，而你却忙着做其他事，没时间关注我。

> 评估并调整难度等级（参见练习指导中的第三步）。如果适当的话，请按照指导将练习变得更具挑战性（参见附录 A）。

治疗师回应示例：追踪互动循环

记住：学员在阅读回应示例之前，应尝试即兴做出自己的回应。**不要逐字逐句地朗读下面的回应，除非你在思考自己的回应时遇到困难。**

对练习 11 初阶难度当事人陈述的回应示例
对初阶陈述 1 的回应示例
[**确定循环元素：伴侣 2 的行为**]（标准 1）所以 [**伴侣 2**] 回到家，似乎在躲着你 [**伴侣 1**]。（标准 2）当这种情况发生时，[**对伴侣**] 你心里是怎么想的？（标准 3）
对初阶陈述 2 的回应示例
[**确定循环元素：儿子的行为**]（标准 1）[**对母亲**] 你儿子真的很会刺激你。（标准 2）当他说这些话时，你有什么想法和感受？（标准 3）

185

对练习11 初阶难度当事人陈述的回应示例
对初阶陈述3的回应示例
[确定循环元素：伴侣2的行为]（标准1）所以在一起聊天有时就像是一场输赢的竞争。（标准2）当你[伴侣1]没有感受到伴侣认可你的观点时，你会有什么感受？（标准3）
对初阶陈述4的回应示例
[确定循环元素：家长1的想法和感受]（标准1）听起来[家长1]对你们的儿子有更高的期望，但又很担心他。（标准2）[对家长2]当你的伴侣有这种感觉时，你观察到他是怎么回应儿子的？（标准3）
对初阶陈述5的回应示例
[确定循环元素：伴侣1的想法/感受]（标准1）[对伴侣1]有时，焦虑真的会让你崩溃。（标准2）当你焦虑的时候，你通常做什么？（标准3）

对练习11 中阶难度当事人陈述的回应示例
对中阶陈述1的回应示例
[确定循环元素：伴侣1的行为、伴侣2的行为和伴侣2的想法或感受]（标准1）[对伴侣2]所以你发现自己提出了一些问题，但感觉你的伴侣并没有参与进来。这让你觉得被拒绝了……（标准2） 选项1：[对伴侣2]当你有这种感觉时，你最终会怎么回应你的伴侣？（标准3） 选项2：[对伴侣1]当你的伴侣最终与你一起解决问题时，你会怎么样？（标准3）
对中阶陈述2的回应示例
[确定循环元素：伴侣的想法或感受、伴侣的行为以及当事人的想法或感受]（标准1）听起来你的伴侣真的很想少喝酒，但他想自己解决这个问题，不然会感觉很羞愧。然而，你真的很想帮助他。（标准2）当你发现自己想帮忙，但又知道他不想给你增加负担时，你会怎么做？（标准3）

对练习 11 中阶难度当事人陈述的回应示例
对中阶陈述 3 的回应示例
[确定循环元素：伴侣 1 的想法/感受、女儿的行为和伴侣 2 的想法/感受]（标准 1）[对伴侣 2]组建一个家庭真的很有挑战性。听起来你觉得继女对你有敌意，所以，你担心你们的伴侣关系能不能维持下去。（标准 2）[对伴侣 1]当你有这种感觉时，你会怎么回应你的伴侣？（标准 3）
对中阶陈述 4 的回应示例
[确定循环元素：伴侣 1 和伴侣 2 的行为以及伴侣 1 的行为]（标准 1）所以你们就真的大吵一架，然后你决定离开。（标准 2） 选项 1：当[伴侣 1]离开时，[对伴侣 2]你的想法和感受是什么样的？（标准 3） 选项 2：让我们倒退一下。在你决定离开 5 个小时之前，[对伴侣 1]你内心发生了什么？（标准 3）
对中阶陈述 5 的回应示例
[确定循环元素：女儿的想法和感受、女儿的行为以及家长 1 的想法和感受]（标准 1）所以你的女儿试图通过祈祷来应对她的焦虑，这让你们俩很沮丧。（标准 2）当你们有这种感觉时，你们会怎么回应女儿和她的担忧？（标准 3）

对练习 11 高阶难度当事人陈述的回应示例
对高阶陈述 1 的回应示例
[确定循环元素：伴侣 2 的行为和伴侣 1 的行为]（标准 1）听起来你们有时都会说一些伤人的话。（标准 2）我想进一步了解一下，当听到对方说伤人的话时，你们各自的内心感受是怎样的？（标准 3）

对练习 11 高阶难度当事人陈述的回应示例
对高阶陈述 2 的回应示例
[确定循环元素：伴侣 1 的行为、伴侣 2 的想法或感受，以及伴侣 2 的行为]（标准 1）尽管［伴侣 1］做了件好事，但是你［伴侣 2］担心他的动机。［对伴侣 2］然后，你发现自己在你们之间筑起了一道隔离情感的墙。（标准 2）［伴侣 1］，当［伴侣 2］这样做时，你是什么感觉？（标准 3）
对高阶陈述 3 的回应示例
[确定循环元素：伴侣 2 的想法/感受和伴侣 1 的行为]（标准 1）我知道现在一切都很沉重。听起来，当你的伴侣情绪低落时，你发现你把自己的需求放在了一边。（标准 2）当你这样做时，你内心会有什么感觉？（标准 3）
对高阶陈述 4 的回应示例
[确定循环元素：伴侣 2 的行为、伴侣 1 的想法或感受和伴侣 2 的想法或感受]（标准 1）[对伴侣 2]听起来，你觉得［伴侣 1］在责怪你，然后你开始感到非常气馁和自卑。（标准 2）[对伴侣 2]当你有这种感觉时，你通常会怎么回应［伴侣 1］？（标准 3）
对高阶陈述 5 的回应示例
[确定循环元素：伴侣 2 的行为和伴侣 1 的想法和感受]（标准 1）[对伴侣 1]似乎你告诉我，你有时需要你的伴侣，但他真的很忙。（标准 2）当你需要他时，你怎么让他知道你的需要的？（标准 3）

第14章

练习12：互动结构化之促进活现

准备

1. 阅读第 2 章中的说明。
2. 附录 A 中的刻意练习反应评估表和附录 B 中的刻意练习记录表。

练习背景

系统治疗师从系统的角度与个体、伴侣和家庭开展工作。对于这一特定的技术，你需要两名受训者：一名治疗师和一名当事人（其他当事人在场但不说话）。在每轮当事人陈述之前，我们提供了相应的个案背景。个案背景由下划线标注，首先阐明关系类型，随后补充额外的背景信息（例如，"家庭——父亲和青春期女儿"）。请确保在每轮当事人陈述之前，扮演当事人的受训者先大声朗读下划线部分的背景信息。如果在特定练习情境中，受训者的数量超过了指定的当事人角色数量，那么可以让一名或多名受训者在外圈对该轮角色扮演进行观察。我们鼓励受训者轮流扮演治疗师、当事人、观察者，以确保每个人都有机会参与练习。

技术描述

技术难度等级：高阶

系统治疗中，治疗室内通常会有多人在场，而非只有一名当事人和一名治疗师。因此，掌握诸如互动结构化等技术至关重要，这些技术有助于促进治疗中的伴侣或家庭系统成员之间的互动。**本练习的目标是帮助治疗师与当事人系统建立一种活现**。互动结构化是指会谈中治疗师促进在场家庭成员之间互动的技术（Seedall & Butler，2006）。互动结构化中一个核心胜任力是治疗师在此时此地实施活现的能力。活现是指治疗师有意降低会谈结构的过程。在治疗中，如果当事人系统中的波动性和反应性是可控的，这一过程就有可能实现（如果不可控，治疗师需要先努力减少这些波动性和反应性）。在活现中，治疗师不再通过自己来过滤会谈互动；相反，治疗师退后一步，促进当事人之间的直接互动，即治疗师成为一名观察者，观察该家庭围绕其所关心话题的互动（Butler & Gardner，2003）。与当事人互动模式有关的活现有展示、放大和改变这三个主要功能。展示型活现中，当事人系统以他们通常的方式进行互动，从而为治疗师提供一个机会观察互动模式和评估伴侣或家庭系统功能（Minuchin & Fishman，1981）。活现的第二个功能是放大治疗会谈中出现的特定动态（Tilley & Palmer，2013）。通常情况下，与关系有关的脆弱感受（如"我害怕我找他，他却不在那里"）或积极想法（如"我真的很想让他知道我关心他，即使我在表达上有问题"）会直接向治疗师表达出来。因此，放大型活现将那些向治疗师表达的想法引向另一位当事人。最后，治疗师可以以将活现作为改变互动模式和促进改变的一种机制（Butler & Gardner，2003；Minuchin & Fishman，1981；Tilley & Palmer，2013）。在这类活现（改变型活现）当中，治疗师指导伴侣或家庭通过互动做一些不同的事情，来帮助他们在互动中获得新的、更积极的体验。促进这类成功活现的过程可能是复杂的，涉及许多潜在的干预点以及挑战，这些都超出了本书的范围。这项技术的重点是发起不同类型的活现。作为这项技术的一部分，你可以专注于练习一种特定类型的活现，也可以交替练习三种类型的活现。总之，这项技术鼓励当事人以直接互动的方式，获得不同于平常的、更具治疗效果的体验。

练习 12 的技术标准

1. 反应或确认当事人 1 刚才所说内容的潜在含义或情绪。
2. 让当事人 1 知道，你希望他转身直接与当事人 2 交谈。
3. 选择以下一种方式促进活现。

　　展示：邀请当事人 1 和当事人 2 就刚才提及的一般性问题进行对话。

　　放大：邀请当事人 1 直接向当事人 2 表达脆弱感受或积极想法。

　　改变：邀请当事人 1 表达一些有助于其向当事人 2 传达潜在脆弱感受或情绪的内容，这可能改变或转变其惯常模式。

治疗师促进活现的示例

示例 1

伴侣——多年来一直感觉彼此疏远，现在濒临分离。

伴侣：[若有所思]我只是不想失去我的另一半。他对我来说就是整个世界。

治疗师：我能真切地感受到你的伴侣对你有多重要。(标准1)

选择1——展示：现在可以转向你的伴侣，(标准2)让我看看你们在家里是如何进行这类对话的？谈谈你们对彼此的感觉。(标准3)

选择2——放大：我想他需要直接听你说。你能不能转向你的伴侣，告诉他(标准2)他有多么重要，你不想失去他。(标准3)

选择3——改变：我想让你直接告诉你的伴侣。(标准2)在表达的时候，要强调你愿意做什么来留住他。(标准3)

示例2

前来接受治疗的伴侣——一方认为很难依靠另一方提供情感支持。

伴侣：[不确定]我过去曾向我的伴侣求助过，但我不认为我能继续这样做了。

治疗师：听起来你可能还想向他求助，但你害怕发生什么。(标准1)

选择1——展示：我想请你转向你的伴侣，(标准2)谈谈你们中的一方或双方曾向对方伸出援手的那些时刻。(标准3)

选择2——放大：直接转向你的伴侣，(标准2)让她知道你害怕向她求助。(标准3)

选择3——改变：我想知道你是否愿意转向她，(标准2)让她知

道在与她沟通方面你愿意做些什么。(标准3)

示例3

<u>家庭——由于担心儿子的退缩和疏远行为,父母和青少年儿子前来治疗。</u>

家长:[恼火]我真的很想做个好家长,但他看起来总是很疏离。

治疗师:你渴望成为一名好父亲/母亲,这非常重要。(标准1)

选择1——展示:我想让你转向他,(标准2)与他进一步讨论你们之间的关系。(标准3)

选择2——放大:我希望你转过身直接告诉他。(标准2)让他知道你想成为一个好父亲/母亲这个愿望和你对他的担心有什么关系。(标准3)

选择3——改变:我希望你转向他,直接和他交谈。(标准2)当你和他交谈时,把重点放在你有多渴望和他沟通上,而不是他的疏离上。(标准3)

练习指导

第一步:角色扮演并反馈

- 在每个当事人陈述之前,当事人(即扮演当事人的受训者)大声朗读下划线部分的背景信息。
- 当事人开始第一个初阶当事人陈述。治疗师(即扮演家庭治疗师的受训者)根据技术标准**即兴**做出回应。
- 训练者(如果没有则由当事人)根据技术标准提供**简短**反馈。
- 当事人重复同一个当事人陈述,治疗师再次即兴回应,训练者(或当事人)再次提供简短反馈。

练习指导
第二步：重复练习
• 对当前难度等级（初阶、中阶、高阶）中的所有当事人陈述重复第一步。
第三步：评估并调整难度等级
• 治疗师完成刻意练习反应评估表（见附录 A），并决定是否调整难度。
第四步：重复练习 15 分钟
• 重复第一步至第三步，至少 15 分钟。 • 受训者轮换角色并重新开始。

➡ 现在轮到你们了！按照练习指导中的第一步和第二步练习。

请记住：角色扮演的目的是让受训者练习以一种（1）使用技术标准且（2）让受训者感觉自然真实的方式，即兴回应当事人陈述。本练习的最后，对每个当事人陈述提供了治疗师的回应示例。在阅读示范之前，受训者应先尝试做出自己的即兴回应。

练习 12 的初阶难度当事人陈述
初阶：当事人陈述 1
家庭——父母和青春期儿子来接受治疗，父母要求儿子加入治疗，以改善他们之间的关系。 **家长**：[担心] 我的儿子很快就要离家上大学了，我一直在想，我是不是已经教会了他所需要知道的一切。

第 14 章 练习 12：互动结构化之促进活现

练习 12 的初阶难度当事人陈述
初阶：当事人陈述 2
伴侣——一方觉得只有自己比另一方做得更多，才能让这段关系维持下去。 **伴侣**：[下定决心] 我觉得这半年来我真的很努力。我不确定我的伴侣是否注意到了我所做的一切努力，但我真的很努力。
初阶：当事人陈述 3
家庭——家长和青少年女儿，因女儿在课后活动中出现一些问题行为而被转介接受筛查。 **家长**：[焦虑] 我真的很担心我的女儿。她这么好的一个孩子，但如果她再这样惹麻烦，会影响她的未来。
初阶：当事人陈述 4
伴侣——关系中的满意度下降，并感到孤独。 **伴侣**：[悲伤] 我的另一半在我最需要他的时候没有回应。我一直在求助，但他不在那里。
初阶：当事人陈述 5
伴侣——正在尝试用关系治疗而非个体疗法来治疗其中一方的抑郁症。 **伴侣**：[不确定] 我的另一半看起来非常沮丧和消沉。我试着去支持他，但我不知道什么会对他有帮助。

> ✋ 在进入下一个难度之前，评估并调整难度等级（参见练习指导中的第三步）。

195

练习 12 的中阶难度当事人陈述

中阶：当事人陈述 1

家庭——母亲和三个孩子在儿科医生的建议下前来治疗，儿科医生发现这个家庭存在严重的冲突。

母亲：[防御] 有时我觉得我的伴侣和孩子们一起对付我。我知道我不完美，但他们这样联合起来针对我，我真的很难。

中阶：当事人陈述 2

伴侣——继续接受治疗，以便从婚外情中恢复，并找出关系中的信任问题。

伴侣：[坚决] 我很害怕受伤。我想我已经把墙筑得很高了，她不可能爬上来。可她连试都不试的时候，我又担心她根本不在乎。

中阶：当事人陈述 3

家庭—— 一名家长带着年幼的孩子来接受治疗，因为家长发现他们对养育孩子的信心下降了。

家长：[心灰意冷] 我从小就坚持要做得更好，给儿子比父母给我的要更多。但很多时候，我觉得自己并不比我父母强。

中阶：当事人陈述 4

伴侣—— 一方因焦虑而寻求帮助，而另一方则不确定如何才能帮上忙。

当事人：[焦虑] 我的焦虑让我崩溃。有时我甚至不能离开家。我知道让我的伴侣承担所有责任很难，但我就是做不了。

中阶：当事人陈述 5

伴侣—— 一方觉得自己必须强迫另一方来参与治疗，随后伴侣双方前来与治疗师进行首次访谈。

伴侣：[精疲力竭] 在过去的 18 个月里，我一直努力让我的伴侣接受治疗。现在他终于同意了，我却不知道自己还想要什么。我只是累了……真的累了。

第 14 章 练习 12：互动结构化之促进活现

> 在进入下一个难度之前，评估并调整难度等级（参见练习指导中的第三步）。

练习 12 的高阶难度当事人陈述
高阶：当事人陈述 1
伴侣——在一方威胁要离开这段关系后，这对伴侣同意接受治疗。
伴侣：[悲伤] 我真的很担心我已经失去他了。这些年我太自私了。他一次又一次地警告我，可我从来都不听。我想我终于是做得太过了，现在我不知道该怎么办。我该怎么办？
高阶：当事人陈述 2
伴侣——因关系中严重的不信任问题而寻求治疗。
伴侣：[难以置信] 对不起，但我很难相信他现在对你说的话。他绝对没有对我说过任何类似的话。如果他真的这么觉得，为什么不直接告诉我？
高阶：当事人陈述 3
家庭——一名家长和 12 岁的女儿因为所谓的"违抗"行为前来接受治疗。
家长：[略恼火] 我觉得我们已经尽力给女儿一切了。也许这就是我们做错的地方。我们给了她太多，以至于她不懂得珍惜。
高阶：当事人陈述 4
伴侣——在一次激烈地争吵后试图和好。
伴侣：[不确定] 我觉得我无法看着他，告诉他他对我有多重要。最近冲突太多了，我不知道他会怎么回应。
高阶：当事人陈述 5
伴侣——正在分居，但对是否继续分居犹豫不决。
伴侣：[东拉西扯] 我想我仍然爱我的另一半，我们有过很美好的时光。这让我想起有一次在阿斯彭……有一家三明治店，女服务员把黄芥末酱泼了我对象一身。太有意思了！

> ✋ 评估并调整难度等级（参见练习指导中的第三步）。如果适当的话，请按照指导将练习变得更具挑战性（参见附录A）。

治疗师回应示例：互动结构化之促进活现

记住：学员在阅读回应示例之前，应尝试即兴做出自己的回应。不要逐字逐句地朗读下面的回应，除非你在思考自己的回应时遇到困难。

对初阶当事人陈述的回应示例
对初阶陈述 1 的回应示例
看着自己的孩子长大成人会很难。（标准1） **选择1——展示**：现在转向你儿子，和他谈谈（标准2）你可能在家与他进行的关于他上大学的对话。（标准3） **选择2——放大**：转向你的儿子，让他知道（标准2）你担心自己教他的是不够的。（标准3） **选择3——改变**：你为什么不转向你的儿子，让他知道（标准2）你最希望他在离开时知道什么？（标准3）
对初阶陈述 2 的回应示例
我听到你非常希望你的伴侣看到你的变化。（标准1） 我认为，让你的伴侣直接从你口中听到这些会很有帮助…… **选择1——展示**：对着他说，（标准2）就像在家里一样，跟他说你所做的努力。（标准3） **选择2——放大**：转向他，让他更多地了解（标准2）你所做的努力，以及你真的想这样做。（标准3） **选择3——改变**：转向他，让他更多地了解（标准2）你希望得到关注和赞赏的愿望。（标准3）

对初阶当事人陈述的回应示例

对初阶陈述 3 的回应示例

你真的很关心你的女儿……（标准 1）

选择 1——展示：我希望你转向她并和她谈谈（标准 2）你的担忧和她的反应。（标准 3）

选择 2——放大：我想让你转向她，让她知道（标准 2）你在她身上看到了什么。（标准 3）

选择 3——改变：我希望你转向她，让她了解（标准 2）更多关于她的善良和未来的潜力。然后让她知道她目前的问题可能会影响这些事情。（标准 3）

对初阶陈述 4 的回应示例

这种渴望真的很重要……（标准 1）

选择 1——展示：我希望你能转向他，让我看到（标准 2）这些对话通常是在家里是怎么发生的？（标准 3）

选择 2——放大：我觉得他应该直接从你那里听到，（标准 2）让他知道你正在向他靠近。（标准 3）

选择 3——改变：转向他，让他知道（标准 2）你有多需要他，他在那里意味着什么。（标准 3）

对初阶陈述 5 的回应示例

你想帮忙，但你不确定怎么帮……（标准 1）

选择 1——展示：我希望你们俩直接和对方谈一谈（标准 2）抑郁以及你们计划怎么应对它。（标准 3）

选择 2——放大：我觉得对你伴侣来说，直接从你那里听到这一点会很有用，（标准 2）让他知道你想要支持，帮助他。（标准 3）

选择 3——改变：让他知道你很抱歉他受到伤害，以及你需要知道什么才能提供最大的帮助。（标准 2 和标准 3）

对练习 12 中阶当事人陈述的回应示例

对中阶陈述 1 的回应示例

我想那有时会感觉很孤独。(标准 1)

选择 1——展示：你为什么不转向他们，谈谈（标准 2）你们每个人是如何看待和体验这一点的？（标准 3）

选择 2——放大：我非常希望你能转向他们，让他们知道（标准 2）你想加入他们。(标准 3)

选择 3——改变：转向你的家人，让他们知道（标准 2）当你感到孤独时，你通常是如何反应的，以及你希望的应对方式。(标准 3)

对中阶陈述 2 的回应示例

过去受过伤害，就很难放下隔阂。(标准 1)

选择 1——展示：我想请你们转向彼此，谈谈（标准 2）最近几个月你们是如何与对方沟通的。(标准 3)

选择 2——放大：我认为你最好用自己的话告诉她。转向她，告诉她（标准 2）你很害怕，但又想放下心防。(标准 3)

选择 3——改变：转向她，让她知道，(标准 2) 如果你能感受到她的关心，并且能够与她毫无障碍地完全建立联结，这对你来说意味着什么。(标准 3)

对中阶陈述 3 的回应示例

当我们觉得自己做得不够好时，总是很难受。(标准 1)

选择 1——展示：转向他，跟他谈谈（标准 2）你的父母、你的经历以及你努力给予他的东西。(标准 3)

选择 2——放大：转向他，让他知道（标准 2）你害怕作为他的父母让他失望。(标准 3)

选择 3——改变：转向你的儿子，让他知道（标准 2）你作为父母对他的期望。(标准 3)

第14章 练习12：互动结构化之促进活现

对练习12中阶当事人陈述的回应示例

对中阶陈述4的回应示例

我相信这有时真的很难，你可能会感到非常内疚。（标准1）

选择1——展示：现在就和你的伴侣谈谈（标准2）焦虑对你们俩的影响。（标准3）

选择2——放大：转向你的伴侣，让他知道（标准2）焦虑对你来说有多困难，以及你对他的负担的担心。（标准3）

选择3——改变：转过身去，跟你的伴侣（标准2）谈谈你感到多么不知所措、你对他所做的努力的感激，以及你俩可以做些什么来共同向前迈进。（标准3）

对中阶陈述5的回应示例

我能理解你现在感到一切都很难。听起来，18个月前，你真的觉得治疗是个可以尝试的好办法。

选择1——展示：我希望你们俩展示一下（标准2）过去18个月关于治疗的谈话是怎么进行的。（标准3）

选择2——放大：转向你的伴侣，谈谈（标准2）你疲惫的感觉和对自己想要什么的不确定感。（标准3）

选择3——改变：我想让你转向你的伴侣，谈谈（标准2）你长久以来感受到的渴望，以及怎样才能让这种渴望再次出现。（标准3）

对练习12高阶当事人陈述的回应示例

对高阶陈述1的回应示例

听起来你仍然非常想要这段关系，但你担心自己花的时间太长了。我希望她能直接从你口中听到这些。（标准1）

选择1——展示：转向她，谈谈（标准2）你们都能做些什么。（标准3）

选择2——放大：转向她，问问她（标准2）你能做什么。（标准3）

选择3——改变：让她知道你想要这样。（标准2）让她知道你愿意做什么，看看她也需要你做些什么。（标准3）

对练习 12 高阶当事人陈述的回应示例
对高阶陈述 2 的回应示例
是的,我相信这听起来和你听到的不一样。(标准 1)
选择 1——展示:你为什么不转向他,像在家里一样(标准 3)跟他谈论这件事(标准 2)?
选择 2——放大:你为什么不转向他,问问他(标准 2)为什么之前不告诉你这些?(标准 3)
选择 3——改变:你为什么不转向他,让他知道(标准 2)你担心它好得不像真的?然后让他知道,如果这是真的,对你意味着什么。(标准 3)
对高阶陈述 3 的回应示例
听起来你真的很想做一个好父亲/母亲,但你在质疑一些事情。(标准 1)
选择 1——展示:你为什么不现在就聊一聊,(标准 2)让我看看对话通常是怎么进行的?(标准 3)
选择 2——放大:继续,转向你的女儿,让她更多地(标准 2)了解你想成为一个好父亲/母亲但又担心她的想法。(标准 3)
选择 3——改变:我真的很想听你告诉女儿,她对你意味着什么。(标准 2)然后谈谈你需要看到她是心存感激的。(标准 3)
对高阶陈述 4 的回应示例
是的,这真的很难(标准 1)。
选择 1——展示:即使这非常难,我也希望你能转向他,谈谈(标准 2)你们最近经历的冲突。(标准 3)
选择 2——放大:转向他,(标准 2)跟他说,向他表达他对你的意义有多难,现在只是太可怕了。(标准 3)
选择 3——改变:我希望你能告诉他,你需要他做什么,(标准 2)这样你才能告诉他,他对你意味着什么。(标准 3)

第 14 章 练习 12：互动结构化之促进活现

对练习 12 高阶当事人陈述的回应示例

对高阶陈述 5 的回应示例

你仍然认可那段美好时光，这真是太好了。（标准 1）我认为你的伴侣需要直接从你口中听到这句话。

选择 1——展示：多和她聊聊你们的美好时光。（标准 2 和标准 3）

选择 2——放大：继续，转向她，让她知道（标准 2）你们依旧拥有的爱和美好回忆。（标准 3）

选择 3——改变：我想让你暂时抛开那些有趣的时光。让她知道（标准 2）你最希望她了解的你对她的看法和感觉。

第 15 章

练习 13：带注释的系统家庭治疗练习会谈逐字稿

现在，是时候把你学到的所有技术整合起来了！本练习呈现了一个典型的 SFT 会谈的逐字稿。我们使用多个个案的资料生成了本练习，使练习任务更加引人入胜。每个治疗师的陈述都带有注释，标明其使用了练习 1~12 中的哪项 SFT 技术。本逐字稿提供了一个示例，展现了治疗师如何综合运用多种不同的 SFT 技术来回应对当事人。

练习指导

我们将使用一个家庭治疗个案进行本练习。与之前的练习一样，三名受训者扮演当事人，另一名受训者则扮演治疗师。逐字稿开头带下划线的文本，应由其中一名当事人朗读，以提供该场景的背景。扮演当事人的受训者应尽可能采用真实的情感基调，就像自己是真正的当事人一样。第一次练习时，所有扮演者都可以逐字逐句朗读逐字稿。完整地练习一遍后，再试第二次。这一次，当事人可以逐字朗读，而治疗师则可以在感到舒适的情况下即兴回应。这时，你可能需要一位督导师跟你一起反思你的回应，并再试一遍。在正式开始练习之前，建议治疗师和当事人都各自通读一遍逐字稿。提供逐字稿示例的目的是，让受训者有机会尝试在模拟真实治疗会谈的场景中提供SFT回应当事人，并体验是一个什么样的感觉。

> **治疗师须知**
>
> 请留意你的语音语调。让你的语气与当事人的陈述相匹配。如果当事人的言语透着脆弱和柔软的情绪，那么你就应该软化你的语气，使其舒缓、平静。但假如当事人又愤怒又有攻击性，那么就使用坚定的语气。如果你选择使用引导当事人进一步探索的回应，如提出系统性问题，那么记得使用更具询问性的、探索性的语气。

请记住，在与更大的系统一起工作时，治疗师的任务是关注系统中的每个成员，同时也要关注整个系统的需求。在你的实践中要牢记，虽然每个成员的个体需求都很重要，但你最终是在为更大的系统工作。

带注解的 SFT 逐字稿

这是与一对已婚异性夫妇（苏珊和保罗）的第一次会谈，他们带着 14 岁的儿子（乔希）前来接受治疗；乔希多次因和女生约会的事情撒谎，被父母发现。苏珊打电话预约了本次治疗，并向治疗师概述了以下情况。她说，父母一直在努力给乔希的恋爱关系划定界限，当他们通过没收他的手机来强制执行门禁时，乔希离家出走了一个下午。他还背着父母偷偷买了另一部手机，父母发现后非常愤怒。家中

第 15 章 练习 13：带注释的系统家庭治疗练习会谈逐字稿

经常爆发激烈的争吵，争吵中乔希的用词也越来越"粗俗"。这一新情况让苏珊（一名教师）尤为难受，她每次争吵后都会哭着离开。父母还担心乔希有性行为，这让两人都夜不能寐。

治疗师 1：很高兴你们今天都能来到这里。我会在第一次会谈中多了解了解你们每一个人。我会问你们很多问题，了解你们为什么会来这里。我们的目的是要确定治疗目标，以及一些实现这些目标的方法。首先，我想请你们每个人描述一下今天来这里的原因。或者换句话说，是什么让你们决定寻求家庭治疗？苏珊，因为是你打电话预约的，所以我想请你先说。

苏珊 1：[流着泪] 我从没想过我们还需要接受心理治疗。我们以前是一个非常亲密的家庭，但自从乔希开始和学校里的这个女孩约会后，就感觉我们之间变得疏远了，总是在争吵。过去六个月，我们的家庭生活一直很不愉快。我不知道还能怎么办了。我妈妈最近也被诊断出癌症，我还得照顾她。我现在感觉压力特别大。

治疗师 2：非常感谢你开了个头。我能感受到谈论这个话题让你很伤心。听起来这种情况已经持续了一段时间，担心乔希和你妈妈让你感到不堪重负、十分无助。我很高兴你能来这里，我们可以一起努力找到解决这些困难的办法。（**技术 2：建立治疗同盟之建立联结并加入系统**）保罗，要不下一个你来？

保罗 1：乔希的事情一直让我很苦恼。我感觉我们真的很亲近，但他却把我拒之门外，不让我知道他和女朋友的事情。我不知道该怎么帮他。我希望我们家的规矩能得到尊重，希望苏珊能少些压力，我已经厌倦了无止境的争吵。我希望治疗能帮到我们。我以前从没做过治疗。

治疗师 3：［**幽默地**］谢谢你愿意来尝试一下治疗。它并不像人们想得那么可怕。治疗过程中有任何想法，或者觉得有我需要调整的地方，请随时告诉我。（**技术 2：建立治疗同盟之建立联结并加入系统**）乔希，要不你也来说说为什么今天会来这里吧？

乔希 1：［**生气地**］我非常生气，今天非要让我来这里浪费时间。我爸妈总想控制一切。他们什么时候才能接受我已经不是个小孩子了？他们一天到晚到底在担心什么？如果他们不来烦我，一切都会好得多！

治疗师 4：我很感激你今天能来，也非常感谢你能如此坦诚地让我们知道你的感受。我发现，在成功的家庭治疗中，坦诚是非常重要的。我相信，在治疗中我们可以帮助你们减少家庭冲突。（**技术 2：建立治疗同盟之建立联结并加入系统；技术 3：重构问题**）

［**对全家人说**］我已经看出你们对问题的看法略有不同。苏珊，你现在生活中有两件大事让你感到压力重重——乔希和你妈妈。你尤其担心无法让乔希遵守你的规定。保罗，你担心你和乔希渐行渐远，你也很沮丧自己对他的一些重大人生决定无能为力。乔希，你生气是因为父母总是对你指手画脚。你感觉他们在控制你、限制你。如果可以的话，我想简要地就你们家可能发生的情况提出一个的看法。乔希正在快速成长，正在形成他作为年轻人的身份认同。这是正常且健康的发展。如果青少年对父母的一切要求都言听计从，我反而会更担心。［**对父母**］我知道这么说可能并不会让你们好受些，但我要承认，身份认同的发展是成长过程中的一项关键任务。［**对乔希说**］我知道你听了可能会觉得奇怪，但你的父母［做引号的手势］"插手你的事情"，是因为他们关心你，关心你的幸福。他们不希望你受到任何伤害。［**对所有人说**］你们对我刚才说的话有什么想法？（**技术 3：重构**

第 15 章 练习 13：带注释的系统家庭治疗练习会谈逐字稿

问题）

苏珊 2：我觉得你这个说法挺好，但乔希在成长的过程中需要尊重我们……

乔希 2：[打断，提高音量] 你又来了，妈妈，总是盯着我的缺点。你什么时候才能把我看作是一个像样的人？

苏珊 3：[恼怒] 请不要这样跟我说话。

治疗师 5：[举起双手] 哇哦！让我在这里先打断一下。我能看出这样的互动很快就会演变成争吵。你们每个人对这个情况的看法对我们的治疗过程都很重要，我希望你们在其他人说话时不要打断对方。我保证会让你们每个人都有机会发言，都会被倾听。如果你们一直打断彼此，我们就不得不设置一些额外的规则了。（**技术 4：互动结构化之降级**）

[**对全家人说**] 这有助于我了解你们在家里是如何谈论这些挑战的。我将让你们做一个练习，我希望你们能尽力配合。在之前的互动中，我可以看出，苏珊和乔希，你们的话里隐藏着很多情绪。苏珊，我希望你直接与乔希对话，告诉他你为什么担心他最近的行为。乔希，我希望你尽可能认真地听。我会给你机会回应。保罗，我希望你现在暂时只观察他们之间的互动。如果你没有什么问题的话，苏珊，请你把椅子转过去面对乔希，然后开始。（**技术 12：互动结构化之促进活现**）

苏珊 4：[含泪对乔希说] 首先，我想让你知道，我很感谢你今天能来。我知道你不想来这里。我还想让你知道，我爱你，我想把最好的都给你。我一直非常担心你最近的行为。我知道，交女朋友是成长过程中的正常现象，我对她没有意见。但是你最近做的一些事情让我很担心。每次我们吵架，你都对我大喊大叫，骂我，还说脏话。我不会容忍这种不尊重。我还担心你最近撒的谎，以及你买新手机这种欺骗行为。我不想成为你之前提到的那种控制欲很强的人，但你让我们别无选择，因为你让我们很难信任你。

治疗师 6：乔希，告诉妈妈你听到她说了什么。

乔希 3：[对妈妈说]我不喜欢你哭。我不是故意让你伤心的。我听到你说你关心我，你想把最好的都给我。我还听到你说，你希望我更加尊重你，更加诚实。[对治疗师说]我要回应一下。[治疗师点头]我想更尊重你。有时候当我感到被控制时，我就会做出一些不太光彩的事情。我不知道该怎么阻止自己。

治疗师 7：听你们俩对话，我了解了很多。苏珊，我听到你督促乔希尊重你，并按照你期望的方式行事。乔希，我听到你对妈妈的担忧做出的反应，你很快就对她说的话产生抵触情绪。这就是为什么我们要在家庭治疗的环境中一起见面，我们可以共同努力改变"你们的舞步"——你们彼此互动和联结的方式。这种系统性地看待问题的方式，你们每个人觉得怎么样？（**技术 1：建立治疗的系统视角**）

保罗 2：我确实能看出这种舞步。他们真的相互激发对方的情绪。

苏珊 5：我同意，有时我们争吵似乎只是因为被对方激怒了。

乔希 4：我同意……[对治疗师说]你能告诉我妈让她别再这样了吗？如果她能做到，事情马上就会好起来的！

治疗师 8：想得挺好，乔希！[笑声]虽然我也希望能像你说的那样站个队，做出评判，然后问题就都消失了，但家庭治疗并不是这样的。我在这里是为了帮助你和你妈妈——还有你爸爸——一起解

第15章 练习13：带注释的系统家庭治疗练习会谈逐字稿

决这个问题。你直接和爸爸妈妈对话，同时你们都多倾听一些，你不觉得这样会有助于解决你们的一些问题吗？[**全家人都点头表示同意**]（**技术5：去三角化**）

[对所有人说]我可以总结一下目前为止我注意到的一些情况。当妈妈向乔希表达她的担忧时，似乎听上去像是批评，乔希就会很快做出防御性反应。这种防御性反应表现为愤怒，这又极大地挑起了苏珊的情绪。然后她就反击，情况不断升级，直到最后她哭了出来。[**对保罗说**]我不清楚的是，当这一切发生时，你在做什么？（**技术11：追踪互动循环**）

保罗3：[结结巴巴]我……我不确定。我想我是愣住了。我是在一个充满暴力的家庭长大的，我担心我们家也在朝那个方向发展。我不确定要说什么才能让事情变好，所以我就什么也没说。

治疗师9：谢谢你分享这些信息。这对我继续了解你们的家庭动态很有帮助。我注意到一点，乔希和苏珊之间的争吵似乎打破了亲子边界，而你的沉默更是凸显了这种亲子边界的薄弱。我想请你转向乔希，告诉他，你看着他和苏珊经常争吵是什么感觉。（**技术6：强调边界**）

保罗4：[对乔希说]我讨厌看到你和妈妈吵架。这让我非常痛苦。你知道我是在一个充满创伤的家庭里长大的——说真的，那就像我经历了第一次和第二次世界大战一样。太可怕了。我不希望我们的家庭也变成那样，当我看到你和妈妈吵架时，我感到害怕。

乔希5：[防御地]爸爸，别说了，打住。我们和你那个家庭完全不一样。他们行为举止很疯。你描述的那些虐待、吸毒、酗酒……我们家跟那些一点都不沾边。

治疗师 10：我听到保罗说，他不喜欢家庭中出现任何冲突。这会触发他的情绪。而乔希，我听到你说，你认为你爸爸反应过度了，情况并没有那么糟糕。考虑到你爸爸所经历的一切，你觉得你们家持续的争吵和敌意对他来说会是怎么感觉？（**技术 7：系统性问题之培养换位思考能力**）

乔希 6：[**语气缓和**] 我知道他心里一定很不好受。我无法想象在他那个家里长大是什么感觉，后来他们家从新西兰搬到美国，想重新开始，但结果却是更多痛苦。

治疗师 11：谢谢你提供这些信息。[**对保罗说**] 我不知道你是移民来美国的。看起来你的原生家庭对你处理各种情况的方式有很大影响。我想多了解一些你的移民经历。你来到这里的时候多大？你是怎么应对这一巨大变化的？这对你教育乔希的方式有什么影响？抱歉我问了这么多问题，但这在某种程度上很重要……（**技术 9：关注多样性**）

保罗 5：[**轻声说**] 那是我们家非常困难的一段时期。我的父亲对我妈、我和我的兄弟姐妹都极尽虐待。不知怎么的，他为我们弄到了签证，让我们搬到了美国。我估计是新西兰警方找他问过话，他害怕了。我们搬到这里后，情况反而更糟了。他威胁我们说，如果我们把我们的问题告诉别人，这里的警察就会来抓他，我们就会一无所有。所以我们都保持沉默。

治疗师 12：这听起来太痛苦了。在这个偌大的新国家，你们一家一定感到非常孤独。从你的描述中我可以看出，讨论一些聚焦情绪的话题对你来说一定很困难。我希望下次见面时，我们能多谈谈这段经历。看了下时间，我们只剩下 12 分钟了，我想再问你们一个问题。我想让你们想象一下，四个月后，我们的治疗结束了，你们家里一切

第15章 练习13：带注释的系统家庭治疗练习会谈逐字稿

都很好，就像你们每个人希望的那样。四个月后，你们家里会是什么样子？乔希，要不你先说？（**技术10：建立治疗同盟之制定治疗目标**）

乔希7：在我理想的家庭里，我们在一起会更开心。我们会少很多争吵，多很多欢笑。我们不会没有任何问题，但我们能够谈论我们的问题并解决它们。爸妈会对我更宽容一些。他们会允许我更频繁地去见我的女朋友珍妮特，而我也不会违反规定。我们会更有礼貌地与彼此交谈。我将没有门禁，可以像个成年人一样行事。

苏珊6：乔希说的绝大部分我都同意。我也希望我们能和睦相处。不过，家里必须有门禁和规定。我想就乔希能遵守的规定达成一致。[**乔希试图打断，但治疗师举起一只手示意他安静**]（**技术4：互动结构化之降级**）我还希望看到保罗更多地参与到家庭当中。虽然我理解他的沉默，但这不仅没有帮助，有时我甚至觉得这让情况更糟了。

保罗6：我想更多地参与进来。我希望我们能在出现分歧时彼此沟通，并解决问题。我绝对认为乔希需要一个更宽松的门禁规定。我觉得晚上9点对一个青少年来说太早了，这引发了很多问题。

治疗师13：感谢你们分享各自的目标。我发现你们的目标有很多相似之处，也有一些不同。你们因为家里的争吵和分歧来到这里。我听到你们都说想要停止这一切。你们都受够了争吵。我听到苏珊和保罗都同意，希望保罗能更多地参与育儿决策。我还听到你们在门禁等规定上存在分歧，你们每个人似乎对这类规定应该是什么样有着不同的看法。我将为我们的工作提出三个主要目标：首先，帮助你们就面临的问题展开对话，并帮助你们以互相倾听的方式与彼此交谈，使这些目标的实现成为可能；其次，努力帮助保罗更多地参与育儿，这也意味着苏珊可能需要退一步；第三，帮助你们协商一些你们都能同意的规定。现在你们在这件事上意见不一，但如果我们先从你们的交流方式入手，那么就规定达成一致就会容易得多。(**技术 10：建立治疗同盟之制定治疗目标**)

　　我知道我们今天的时间已经到了，我真心希望你们下周还能再来。我想总结一下我今天听到的内容。首先，我在你们的家庭中看到了浓浓的爱。在我看来，很明显你们非常爱彼此。最近，你们因为约会、门禁和尊重问题发生了很多争吵。这种争吵会让人精疲力尽。就像我之前说的，随着孩子逐渐成熟、长大成人，很多家庭都会经历这些情况。(**技术 3：重构问题**) 在这个时期，家庭出现分歧是正常的。但是，你们的争吵太过了，已经越过了那条界线，出现了很多不尊重和伤害感情的行为。这种情况必须停止。你们之间的互动模式几乎已经成了惯例，我们必须改变这种舞步，情况才会好转。(**技术 1：建立治疗的系统视角**) 如果我们可以找到一种方法，帮助你们更好地争论并在规定上达成共识，我相信你们能重新变回一个和睦的家庭，尽管由于你们都在改变，这个家庭也会有所不同。你们对我刚才说的这些有什么想法？(**技术 8：唤起希望**)

第 16 章

练习 14：系统家庭治疗模拟会谈

与高度结构化且重复的刻意练习不同，SFT 模拟会谈是一种非结构化、即兴的角色扮演式治疗会谈。像爵士乐排练一样，模拟会谈能让你练习恰当响应性，这既是艺术，也是科学（Hatcher, 2015; Stiles & Horvath, 2017），以一种对模拟当事人有益的方式，将你的心理治疗技术融合起来。本练习描绘了一个 SFT 模拟会谈的流程，并提供了多份当事人资料供你在扮演时选择。

模拟会谈也为受训者提供了练习以下内容的机会：

- 回应性地运用心理治疗技术；
- 有效应对治疗中的挑战性抉择；
- 选择干预方法；
- 追踪单次治疗过程以及整体治疗进展；
- 根据当事人的偏好指导治疗；
- 根据当事人的能力，确定切实可行的治疗目标；
- 当治疗师不确定、迷茫或困惑时，知道如何继续；
- 识别并纠正治疗错误；
- 探索个人治疗风格；
- 建立与真实当事人工作的耐力。

模拟 SFT 会谈概述

在模拟会谈中，**你将用角色扮演的方式完成一次初始会谈的。** 与之前的各项独立技术练习一样，角色扮演需要 4~6 人参与：1 名受训者扮演治疗师，另外 2~3 名受训者扮演当事人，1 名训练者（教授或督导）负责观察并提供反馈。这是一种开放式的角色扮演，在培训中很常见。不过，这与传统培训中的角色扮演有两个明显的不同。一是，治疗师会用手示意自己感知到的角色扮演的难度。二是，当事人可以尝试调整角色扮演的难易程度，以确保治疗师在适当的难度水平上练习。

准备

1. 阅读第 2 章中的说明。
2. 附录 A 刻意练习反应评估表和附录 B 刻意练习记录表。
3. 指定 1 名受训者扮演治疗师，2~3 名受训者扮演当事人。训练者观察并提供修正性反馈。
4. 每位受训者需单独准备一份刻意练习反应评估表，以便快速查阅。

模拟 SFT 的过程

1. 受训者将模拟一个初始（第一次）会谈。扮演当事人的受训者从本练习的末尾选择一份当事人资料。

2. 角色扮演开始前，治疗师在身侧将手举至与椅子座位持平的高度（见图 16-1）。在整个角色扮演过程中，他们将用这只手来表示扮演当事人时感受到的难度高低。治疗师的初始手位（椅子座位高度）表示角色扮演较为简单。治疗师通过抬高手位，来表示难度的增加。如果治疗师的手位高于颈部，则表示角色扮演难度过高。

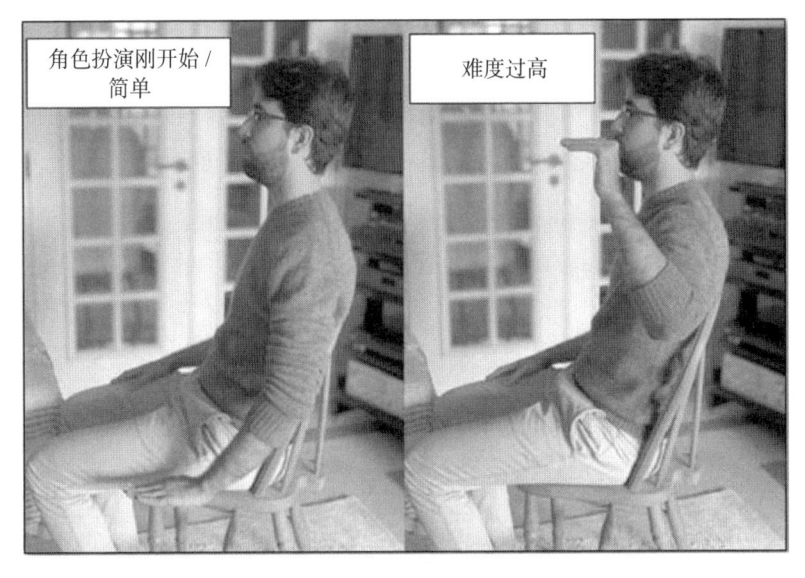

图 16-1 通过手的水平位置持续评估难度

3. 治疗师开始角色扮演。治疗师和当事人应以即兴的方式进行角色扮演，就像在进行真实的治疗会谈一样。治疗师在整个过程中始终将手放在身侧（一开始可能感觉不习惯）。
4. 每当治疗师感觉角色扮演的难度发生显著变化时，应根据难度的增加或降低而相应地抬高或放低手位。如果治疗师的手位低于椅子座位，当事人应增加角色扮演难度；如果治疗师的手位高于颈部，当事人则应降低角色扮演难度。调整角色扮演难度的说明详见"改变挑战的难度级别"部分。

> **治疗师须知**
>
> 请注意你的语调和语速。调整你的语调以匹配当事人的陈述。如果当事人表现出柔和的情绪，那么你的语调就应柔和、舒缓、平静；反之，如果当事人情绪波动较大，那么你就要使用相应的坚定、沉稳的语调。如果你选择使用引导当事人探索的回应，那么请采用更具询问性、探索性的语气。

5. 每次角色扮演至少持续15分钟。在这一过程中，如果治疗师明显偏离轨道，训练者可以提供修正性反馈。不过，训练者应保持克制，反馈应尽量简短、精炼，让治疗师有更多机会进行体验式训练。
6. 在一轮角色扮演结束后，治疗师与其中一名当事人互换角色，开始新一轮模拟会谈。
7. 所有受训者都扮演过治疗师完成模拟会谈后，受训者和训练者就各自的体验进行讨论。

改变挑战的难度级别

如果治疗师示意模拟会谈的难度过于简单，扮演当事人的受训者可以使用以下方法增加难度（另见附录 A）：

- 当事人可以即兴提出一些更能唤起情绪或让治疗师感到不适的话题，比如表达当下的强烈感受（见附录 A 的图 A-2）。
- 当事人可以使用痛苦的声音（如愤怒、悲伤、讽刺）或不愉快的面部表情，这会增强会谈的情绪性氛围。
- 融合复杂的对立情绪（如爱与愤怒）。
- 当事人可以表现出很有抵触情绪，如质疑治疗的目的或治疗师是否能胜任。

如果治疗师表示模拟会谈难度过高，则

- 当事人可以参考图 A-2：

    ◇ 呈现情绪唤起水平更低的话题；

    ◇ 不带感受地陈述材料；

    ◇ 陈述有关过去的或未来的材料，或治疗之外的事情。

- 当事人可以用柔和的声音或面带微笑地提问。这会软化情绪刺激。
- 治疗师可以在角色扮演期间短暂休息。
- 训练者可以通过讨论 SFT 或心理治疗理论来扩展"反馈阶段"。

模拟会谈中使用的当事人材料

以下是六份按难度排序的当事人资料，供受给训者在模拟会谈中使用。当事人资料的选择既可以由扮演治疗师或当事人的受训者决定，也可以由训练者指定。

在角色扮演中，最为关键的是受训者要传达出当事人资料中所体现的情感基调（如"愤怒""悲伤"）。当事人的人口统计信息（如年龄、性别）和当事人资料的具体内容并不重要。因此，受训者可以调整当事人资料中的信息，使其最适合且最易于受训者扮演。例如，受训者可以将当事人从女性改为男性，或从45岁改为22岁。

初阶难度资料：基于伴侣的抑郁症治疗
拉腊，27岁，在新西兰长大，她的身份认同是毛利人。23岁那年，她邂逅了从美国佐治亚州来度假的25岁非洲裔男子鲁迪。他们进行了几个月的异地恋。随着感情逐渐升温，鲁迪在六个月内便搬到了新西兰，这样能离拉腊更近。几个月后，他们开始同居。鲁迪在美国是一名成功的律师，但在新西兰却难以找到心仪的工作。最终，他找到了一份与法律无关但收入不错的工作。然而，在这份工作中，鲁迪有时会感受到微歧视[①]。同事安慰他说，每个人都受到了这样的对待。随着时间的推移，鲁迪陷入了深度抑郁，导致两人亲密关系疏远。拉腊会尝试接近他，但他却经常对她态度冷淡，想要独处。拉腊对他以及他们的关系越来越担忧，最终说服他去接受治疗。
症状：工作压力、适应困难和抑郁症状
当事人的治疗目标：拉腊想知道如何帮助鲁迪。鲁迪希望能感觉好一些，但不确定自己能否做到。
对治疗的态度：鲁迪对治疗以及他要分享自己内心深处的感受略有怀疑。拉腊则希望治疗能帮助他们恢复曾经的关系。
优势：拉腊对治疗非常积极。他们仍然在意对方，但都担心彼此间的距离感。

---

① 微歧视指看似正常但暗含歧视性的言行举止。——译者注

初阶难度资料：家庭悲伤与意义构建
加西亚一家包括胡安（40岁）、埃斯梅拉达（41岁）、弗朗西斯科（16岁）和阿德拉（13岁）。这个拉丁裔家庭来自墨西哥中部，已在美国生活四年。他们适应得相当好，不过弗朗西斯科和阿德拉比他们的父母更加习惯美国的文化。四个月前，这个家庭经历了一场突如其来的丧失——7岁的玛丽亚因肺炎不幸离世。此后，埃斯梅拉达感觉自己哭个不停，胡安则全身心投入工作，弗朗西斯科变得越来越冷漠，而阿德拉也在学校频繁惹事生非。埃斯梅拉达觉得，家人甚至都没有谈论过玛丽亚的死亡，他们需要谈谈。她说服家人来接受治疗，一起处理当前的状况。
症状：悲伤、难过和内疚
当事人的治疗目标：埃斯梅拉达非常希望一家人能彼此分享感受。胡安担心，因为工作原因，他大多数时间都无法参与治疗。弗朗西斯科说他不知道自己希望从治疗中获得什么。阿德拉觉得过去四个月自己一直被忽视，希望一切能回到从前。
对治疗的态度：胡安接受治疗的积极性很高。他真的很想翻篇。埃斯梅拉达希望每个人都能分享自己真实的感受，即使这些感受很艰难。弗朗西斯科和阿德拉都只希望一切能像以前一样。
优势：胡安虽然沉默寡言，但他很想帮忙，只是不知道具体该怎么做。埃斯梅拉达觉得要做的事情让自己应接不暇。弗朗西斯科和阿德拉很爱自己的父母，但觉得他们最近都心不在焉。

中阶难度资料：追逐 – 回避模式

德维恩和拉塔维厄斯正在接受治疗，以解决他们的"沟通"问题。两人均在极度混乱、功能失调的环境中长大。拉塔维厄斯坚称，如今的德维恩与他们初见时判若两人。现在的德维恩沉默寡言，从不给予鼓励、赞美或感谢。拉塔维厄斯对德维恩颇有微词。他告诉德维恩，他作为家中的顶梁柱、作为一名丈夫和父亲是多么令人失望。他们育有一个4岁的儿子艾弗里。拉塔维厄斯常常想谈谈自己的困扰。然而，没多久两人就会爆发争吵，德维恩便会离开几个小时。等他回来后，两人会冷战几天。随后，他们会打破僵局，再次尝试沟通。但是他们从未真正谈论过导致争吵的根源问题。

症状：伴侣冲突

当事人的治疗目标：德维恩希望拉塔维厄斯能够在他需要的时候给他一些空间。拉塔维厄斯希望能谈论问题。

对治疗的态度：两人都对治疗持相当开放的态度，尽管他们都有点害怕被评价。

优势：德维恩致力于养家糊口，同时还保持良好的身材。拉塔维厄斯想让他们的婚姻变得更好。他们仍然会定期约会。

中阶难度资料：物质滥用和言语虐待

乔纳森和克里斯蒂是一对相伴近12年的伴侣，两人的关系冲突频发。冲突通常在乔纳森饮酒后爆发。乔纳森否认自身有问题，但克里斯蒂却觉得，自从他失业后，在过去一年里饮酒过度。尽管他后来再次找到了工作，但这份工作对他而言不够充实、刺激。乔纳森说克里斯蒂总是因为喝酒的问题唠叨他。他以前经常在家里喝酒，但现在更多的是离开家去酒吧喝酒。每当他回家，克里斯蒂往往情绪不佳，冲突随之而来。他们否认关系中存在暴力，但偶尔会发生肢体推搡。克里斯蒂表示，乔纳森喝醉后会变得异常刻薄，对她恶语相向，这开始影响她的自我认同。乔纳森及其家人将问题归咎于克里斯蒂。他们说，乔纳森在遇到她之前从未如此。克里斯蒂与自己家人的关系并不亲近，也缺乏有力的支持团体。最近，乔纳森威胁说，如果克里斯蒂不减肥、不把家里收拾得更干净、不对他表达更多爱意，他就离婚。克里斯蒂恳求他先尝试治疗。

症状：酒精使用、言语虐待、躯体虐待的风险因素以及低自我价值感

当事人的治疗目标：克里斯蒂非常希望对方能戒酒。乔纳森表示他仍然在乎克里斯蒂，但希望她能减肥，变得像以前一样有趣。

对治疗的态度：乔纳森外向友善。克丽丝蒂则害羞内敛。她相信治疗，但不确定自己的婚姻能否有所改变。

优势：乔纳森不喝酒的时候十分和善且富有同情心。克里斯蒂非常愿意在这段关系中做出自己的改变。

高阶难度资料：基于家庭的进食障碍治疗
肯西一家正在寻求治疗，为其女儿洛林（14岁）的进食障碍提供帮助。其他家庭成员包括杰夫（45岁）、凯特（38岁）和奥利弗（11岁）。杰夫在公司工作繁忙，经常晚上九点以后才回家。他与凯特的关系疏远且紧张。凯特与孩子们的关系则冲突不断。孩子们反映，有时他们放学回来，凯特还在床上。凯特曾在成长过程中遭受过叔叔的性虐待，并会间歇性抑郁发作。当她起床活动时，家里其他人就会感觉如履薄冰。当发现洛林患有进食障碍（神经性厌食症）后，杰夫便开始尽量提早回家照看洛林，确保她吃晚饭。奥利弗文静乖巧，患有轻度自闭症。11岁的他仍会尿床，并且经常担心家中的争吵对家庭的影响。
症状：身体畸形恐惧症（洛林）；焦虑，非特定（奥利弗）；抑郁症状（凯特）；伴侣关系问题；控制行为（杰夫）
当事人的治疗目标：凯特和杰夫希望消除进食障碍背后隐藏的秘密，改善凯特的进食状况。洛林希望家人别再唠叨她，但她最近一直感觉十分疲惫。奥利弗希望家人不要总是争吵。
对治疗的态度：如果父母认为有必要，奥利弗愿意参与治疗。洛林认为治疗可能有用，尽管她有些封闭，但还是愿意尝试。父母都曾接受过治疗，但效果不一。不过，他们都愿意再次尝试，希望治疗能改善家庭关系。
优势：凯特和杰夫表达了对孩子强烈的爱和对彼此的承诺。

第 16 章 练习 14：系统家庭治疗模拟会谈

高阶难度资料：背叛与波动

泰瑞克和莱西结婚五年，育有两个孩子，一个是莱西前段关系中生下的 5 岁女孩，另一个则是这段婚姻中生下的 1 岁女孩。泰瑞克在单亲家庭长大，而莱西的父母在她 14 岁那年离婚。两人 22 岁时在一次聚会上相识。两人都表示他们的关系冲突频发，经历过多次分手复合。在过去的五年里，两人都曾与他人有过关系。有些发生在他们分开期间，许多是酒后的一夜情。最近，莱西发现泰瑞克在过去六个月里与一名同事产生了感情并发生了性关系。面对莱西的质问，他矢口否认，但最终还是承认出轨。莱西深受打击，非常愤怒。于是，她带着孩子们住到了父母家。不过，她还是同意尝试几次治疗。

症状：情绪波动性和反应性大、抑郁症状（莱西）

当事人的治疗目标：莱西的目标是决定是否要继续这段关系。泰瑞克的目标是改善他们的关系，治愈背叛带来的伤痛。

对治疗的态度：泰瑞克在青少年时期曾因对抗行为接受过治疗，但效果不佳，现在他感到绝望。莱西从未接受过治疗，但她对泰瑞克能否改变持怀疑态度。

优势：泰瑞克对这段外遇感到懊悔，并表示愿意改变。莱西对孩子们尽心尽力，确保她们一切都好。

第三部分

刻意练习的提升策略

第三部分只包含第 17 章,这一章为训练者和受训者提供了一些额外的练习建议和指导,以帮助他们从第二部分的刻意练习中获益更多。在第 17 章中,呈现了让刻意练习发挥最大效果的六个要点、评估策略、确保受训者福祉并尊重其隐私的方法,以及监测训练者与受训者关系的建议。

第 17 章

如何充分利用刻意练习：给训练者和受训者的额外指导

在第 2 章和第二部分的练习中，我们提供了完成这些刻意练习的指导。而本章则对更宏观的主题提供了指导，帮助训练者成功将刻意练习整合到培训项目中。这些指导基于相关研究以及训练者的经验和反馈，这些训练者在十多个心理治疗培训项目中自愿检验本书中的刻意练习。本指导涵盖的主题包括评估、刻意练习效果最大化、受训者的福祉、尊重受训者的隐私、训练者的自我评估、有回应的治疗以及训练者 – 受训者同盟。

充分利用刻意练习的六个要点

以下是给训练者和受训者的六点建议，以帮助他们从 SFT 刻意练习中得到最大收获。根据与来自世界各地、多种语言的受训者检查和练习这些活动的经验，我们总结出了这些建议。

要点 1：创造逼真的情绪刺激

刻意练习的一个关键要素是使用恰当的刺激，这个刺激所激发的反应要与具有挑战性的现实工作情境所引发的反应相似。例如，飞行员使用飞行模拟器训练，飞行模拟器会呈现机械故障和恶劣天气条件；外科医生使用手术模拟器练习，手术模拟器会呈现只有几秒钟反应时间的医疗并发症。使用具有挑战性的刺激进行训练将提高受训者在压力下（如面对具有挑战性的当事人时）有效开展治疗的能力。SFT 的刻意练习所使用的刺激是对治疗中有挑战性的当事人陈述进行角色扮演。**重要的是，扮演当事人的受训者要使用恰当的情绪表达方式出演角色，与扮演治疗师的受训者保持眼神接触。**例如，如果当事人的陈述需要有悲伤的情绪，受训者就应该尽量与治疗师对视，表达悲伤。关于情绪表达，我们有以下几点建议。

- 角色扮演的情绪基调比一字不差地念出台词更重要。扮演当事人的受训者可以根据需要自由发挥、调整措辞。如果有助于更好地表达情绪，受训者不必完全拘泥于脚本。事实上，在练习过程中照本宣科往往显得平淡无奇，且会妨碍眼神交流。扮演当事人的受训者应该先默读当事人陈述，准备好后再直视扮演治疗师的受训者，以饱含情绪的方式说出来。这能够帮助治疗师体验更真、投入更深。

- 在每次角色扮演前，母语非英语的受训者如果能检查并调整当事人陈述脚本中的用词，找到更加贴切、更能促进情感表达的词，这样可能特别有益。

- 扮演当事人的受训者应尽量使用语调和非言语的情感表达方式。例如，如果脚本要求表达愤怒，受训者可以用愤怒的声音说话并握紧拳头；如果脚本要求表达羞愧或内疚，受训者可以弓身蜷缩；如果脚本要求表达悲伤，受训者可以用弱弱的、泄气的声音说话。

第 17 章　如何充分利用刻意练习：给训练者和受训者的额外指导

- 如果受训者在按照特定脚本扮演当事人时，始终表现得难以令人信服，那么可以先做一轮"试演"，直接照着纸上的内容念，随即把纸放下，与扮演治疗师的受训者进行眼神接触，凭借记忆重复当事人陈述。一些受训者表示，这有助于他们"成为真正的当事人"，使角色扮演感觉不那么做作。一些受训者进行三到四轮"试演"后，就可以完全进入当事人角色了。

要点 2：根据你的训练环境调整练习

刻意练习更多的是运用训练原则，不那么要求遵守特定的规则。每个训练者都有自己的教学风格，每个受训者也有各自的学习过程。因此，不同文化、不同训练情境中的训练者可灵活调整本书的练习。我们鼓励受训者和训练者不断调整练习，以达到最佳实践效果。如果能根据每位受训者的学习需求和每个训练场所的文化对刻意练习进行调整，就能实现最有效的训练。根据我们在多国与数十名训练者和受训者的合作经验，我们发现每个人都会根据自己独特的训练环境自发地调整练习。没有哪两个训练者遵循完全相同的流程。以下是一些示例。

- 一位督导师在与一名受训者进行练习时，受训者发现所有的当事人陈述（包括"初阶难度"的刺激）都太难了。这名受训者对"太难"的当事人陈述出现了多种反应，包括恶心、严重的羞耻感和自我怀疑。该受训者告诉督导师，她早年曾经历过极其严苛的学习环境，角色扮演对她来说有高度情绪唤起。为了帮助受训者，督导师按照附录 A 中提供的建议，逐步降低刺激难度，直到受训者在刻意练习反应评估表上报告这是"适中的挑战"。经过数周的练习，受训者建立了安全感，并能够使用更难的当事人陈述进行练习。（请注意，如果督导师继续维持"太难"的难度水平，受训者可能会表面顺从，实则隐藏自己的负面反应，变得情绪崩溃、不知所措，进而选择退缩，阻碍其技术发展，并有退出训练的风险）。

- 对于英语非母语的受训者，督导师将当事人陈述调整为适合其母语的表述。

- 一位督导师在与一名受训者进行练习时，受训者发现所有的刺激（包括高阶的当事人陈述）都太简单了。这位督导师迅速按照如何让当事人陈述更具挑战性的说明，从头开始即兴做出更具挑战性的当事人陈述。

要点3：发现自己独特的个人治疗风格

心理治疗中的刻意练习可以比作学习演奏爵士乐的过程。每一位爵士乐手都为自己娴熟的即兴演奏而自豪，而"找到自己的声音"是发展爵士乐专业技术的先决条件。然而，即兴演奏并不是随意拼凑的音符，而是长期大量刻意练习的成果。事实上，即兴演奏的能力是建立在长时间对音阶、旋律、和声等的潜心练习之上的。同样，我们也鼓励心理治疗受训者不要将本书中的干预脚本视为最终目的，而是将其视为提升技术的系统性手段。随着时间的推移，专注练习这些治疗"旋律"将有助于有效的治疗创造性发展，而非约束其发展。

第 17 章　如何充分利用刻意练习：给训练者和受训者的额外指导

要点 4：进行足量的演练

刻意练习通过演练将技术转化为程序性记忆，这有助于受训者即使在与具有挑战性的当事人工作时也能使用技术。这只有在受训者多次重复练习的情况下才有效。想想你学过的一项具有挑战性的运动或乐器：一名专业人士需要多少次演练才能自信地展现一项新技术？心理治疗并不比其他领域容易。

要点 5：持续调整难度

刻意练习的一个关键要素是，在最佳的难度水平（既不太容易，也不太难）上进行训练。为此，请使用附录 A 中的刻意练习反应评估表进行难度评估和调整。**不要跳过这一步**！如果受训者没有感觉到刻意练习反应评估表底部所列出的任何"适中的挑战"的反应，那么练习可能太容易了；如果他们感受到任何"太难"的反应，那么练习可能真的太难了，受训者无法从中获益。高阶 SFT 受训者和治疗师可能会觉得所有当事人陈述都太容易了。如果是这样，他们应该按照附录 A 中关于增加当事人陈述难度的说明，使角色扮演具有足够的挑战性。

要点 6：将练习逐字稿和模拟会谈相结合

一些受训者可能希望，与每项技术相关的单个治疗回应能有更深入的情境化，并希望将训练的各个部分以更连贯的方式整合起来，以模拟真实的治疗会谈。练习会谈逐字稿在技术练习之后提供，因为它将所有技术综合在一起，使受训者有机会以接近真实治疗会谈的顺

233

序练习不同的回应。练习 14 中列出的模拟治疗会谈具有相同的功能，让治疗师可以将技术训练付诸实践。

有回应的治疗

本书中设计的练习，不仅是为了帮助受训者掌握 SFT 的特定技术，还要让受训者在使用这些技术时能够对当事人系统（如个体、伴侣或家庭）中的每个个体做出回应。在心理治疗的文献中，这被称为恰当的回应，即治疗师基于对当事人的情绪状态、需要和目标的感知，进行灵活的判断，将技术与其他人际技术结合起来，以追求最佳的当事人效果（Hatcher，2015；Stiles et al., 1998）。有效的治疗师能够对新出现情境做出回应。正如威廉·B. 斯泰尔斯（William B.Stiles）和亚当·O. 霍瓦特（Adam O. Horvath）所述，治疗师之所以有效，是因为他们能够做出恰当的回应。"正确的事"可能次次不同，这就意味着要为每个当事人提供量体裁衣的回应。

恰当的回应驳斥了"刻意练习演练的目的是促进治疗技术的机械重复"这一误解。心理治疗的研究者已经证明，过度遵循特定治疗模型而忽视当事人的偏好会降低治疗效果（e.g., Castonguay et al., 1996; Henry et al., 1993; Owen & Hilsenroth, 2014）。因此，受训者在实践新学到的技术时，必须灵活地紧扣不同当事人的独特需求（Hatcher，2015; Hill & Knox, 2013）。督导师必须帮助受督导者在会谈中让自己契合当事人独特且具体的需要。通过与受督导者活现回应，督导师可以展示其价值，并使其更加明晰。这样，就可以关注到恰当回应的大背景。在这里，受训者和督导师可以共同努力，帮助受训者不仅掌握技术，还掌握如何运用治疗师的判断，将技术整合以促进积极的改变。在回顾治疗过程的同时，帮助受训者牢记这一总体目标，是督导的一个宝贵特征，也是难以通过其他方式获得的（Hatcher，2015）。

还有一点非常重要，刻意练习应在更广泛的 SFT 学习背景下进行。如第 1 章所述，培训应该与对真实治疗记录的督导、理论学习、对胜任的系统家庭治疗师的观察，以及个人治疗工作相结合。当训练者或受训者确定受训者在习得 SFT 技术方面遇到困难时，仔细评估缺少什么或需要什么十分重要。评估之后，训练者和受训者共同确定需要什么，从而采取适当的补救措施。

关注受训者的福祉

虽然一些当事人在心理治疗中体验到的负效应已被充分证实（Barlow，2010），但培训和督导对受训者的负效应却较少受到关注。SFT 有一个深厚的传统，即强调有回应的、方法多样的督导的重要性。尽管在 SFT 内部存在多种督导模型，但良好的督导建立在开放、尊重、支持和鼓励的基础上。因此，督导师有责任帮助促进受训者的个人和专业成长，这不仅有助于应对特定当事人，还将促进受训者的长期发展。

为了帮助受训者建立强大的自我效能感，训练者必须确保受训者在适当的难度下练习。本书中的练习包含了对于频繁评估并调整难度等级的指导，以便受训者在精确对标其个人技术阈值的水平上进行演练。训练者和督导师必须注意要提供适当的挑战。当角色扮演的难度太高时，受训者可能面临风险。附录 A 中的反应评估表可以帮助训练者确保角色扮演在适当的挑战水平上进行。训练者或受训者可能想跳过难度评估和调整，而专注于演练，以便快速进步并迅速掌握技术。但是，在所有的测试地区中，我们发现跳过难度评估和调整，比任何其他错误更容易引发问题并阻碍技术的掌握。**因此，建议训练者记住，他们最重要的职责之一就是，提醒受训者做难度评估和调整。**

此外，反应评估表还具有双重目的——帮助受训者发展自我监督和自我觉察的重要技术（Bennett-Levy & Finlay-Jones，2018）。这将帮助受训者在自我关怀方面采取积极的、赋能的立场，并促进其整个职业生涯的专业发展。

尊重受训者的隐私

本书中的刻意练习可能会激起受训者内心复杂或不适的个人反应，比如对过去创伤的记忆。探索心理和情绪反应可能会让一些受训者感到脆弱。从受训者到拥有数十年经验的资深治疗师，每个职业阶段的治疗师通常都会在这个过程中体验到羞耻感、尴尬和自我怀疑。虽然这些体验对于建立受训者的自我觉察很有价值，但重要的是，培训应始终专注于专业技术的发展，而不要模糊成个人治疗（e.g., Ellis et al., 2014）。因此，训练者的一个职责就是提醒受训者保持适当的边界。

对于向训练者披露或不披露什么，受训者必须拥有最终决定权。受训者应牢记，练习的目的是让受训者扩展自我觉察和心理能力，以便在体验到不适的反应时仍能保持积极性和助人性。训练者并不需要了解受训者内心世界的具体细节来达到这个目的。

应该指导受训者只分享他们愿意分享的个人信息。反应评估表和难度评估过程旨在帮助受训者建立自我觉察的同时保有对自己隐私的控制。可以提醒受训者，练习的目的是让他们了解自己的内在世界。他们不是一定要与训练者或朋辈分享这些信息（Bennett-Levy & Finlay-Jones，2018）。同样，训练者也应指导受训者尊重朋辈的隐私。

训练者自我评估

本书中的练习在各种培训场所进行了测试，包括研究生课程、实习场所和私人执业场所。尽管训练者表示这些练习对训练非常有效，但也有一些训练者表示，刻意练习与传统的临床教育方法相比有很大不同，这让他们感到无所适从。许多人在评估受训者的表现时感到得心应手，但对自己作为训练者的表现却不太确定。

我们从训练者那里听到的最常见的担忧是"我的受训者做得很好，但我不确定我的做法是否正确"。为了解决这一顾虑，我们建议训练者按照以下五个标准定期进行自我评估。

- 标准1：观察受训者的工作表现。
- 标准2：提供持续的矫正性反馈。
- 标准3：确保特定技术的演练只略微超出受训者目前能力。
- 标准4：确保受训者在适当的难度水平（不太容易，也不过难）上练习。
- 标准5：持续评估受训者与真实当事人工作的表现。

标准 1：观察受训者的工作表现

要确定我们作为训练者做得如何，首先要掌握有关受训者对训练反应的有效信息。这要求我们直接观察受训者练习技术，以提供矫正性反馈和评估。刻意练习的一个风险是，受训者在角色扮演中获得了展现治疗技术的胜任力，但这些技术没有迁移到受训者与真实当事人的工作中。因此，训练者最好也有机会现场或通过录像观察受训者与真实当事人的工作片段。督导师常常过于依赖（甚至是只依赖）受督导者对咨询的主观叙述（Goodyear & Nelson，1997）。2011 年，格雷格·哈格蒂（Greg Haggerty）和马克·J. 希尔森罗思（Mark J. Hilsenroth）描述了这一挑战：

> 假设你所爱之人需要接受手术，而你需要在两名外科医生中做出选择，其中一位在手术时从未被经验丰富的外科医生直接观察过。该医生会在完成手术后回到主治医生那里，努力回忆刚刚进行的手术的复杂步骤，有时回忆得不完整或不准确。倘若有选择，很难想象有人会选择这位医生，而不选择一位在手术过程中被常规观察的医生。

标准 2：提供持续的矫正性反馈

受训者需要矫正性反馈来了解自己哪些地方做得好、哪些地方做得不好，以及如何提升自己的技术。反馈应尽可能具体和循序渐进。具体的反馈包括"你的声音听起来很急促。试着放慢语速，在对当事人陈述时停顿几秒钟""你与当事人的眼神交流非常好"，模糊而宽泛的反馈包括"试着与当事人建立更好的关系"和"试着对当事人的感受更加开放"。

标准 3：确保特定技术的演练只略微超出受训者目前能力

刻意练习强调通过行为演练掌握技术。训练者应努力避免陷入当事人的概念化，而忽视对技术的关注。对许多训练者来说，这需要高度自律和自我约束。与观察受训者演练技术相比，谈论心理治疗理论（如个案概念化、治疗计划、心理治疗模型的细微差别、督导师遇到过的类似个案）要有趣得多。受训者有很多问题，而督导师有丰富的经验；分享知识可轻易填满指定的督导时间。督导师听起来很聪明，而受训者也不必在学习边缘挣扎着掌握技术。回答问题固然重要，但受训者心理治疗方面的相关知识可能会迅速超过他们进行心理治疗的程序性能力，尤其是在面对他们认为具有挑战性的当事人时。这里有一条简单的经验法则：训练者提供知识，但行为演练提供技术（Rousmaniere，2019）。

标准 4：确保受训者在适当的难度水平（不太容易，也不过难）上练习

刻意练习有一个最佳张力：技术练习刚好略微超出受训者当前的技术阈限，这样他们就能循序渐进地学习，而不会感到力不从心（Ericsson，2006）。

训练者应在整个刻意练习过程中进行难度评估和调整，以确保受训者在恰当的难度水平上练习。需要注意的是，有些受训者会对自己在练习中出现的不适反应（如解离、恶心、大脑空白）感到惊讶，并

可能会试图"硬着头皮"完成那些过难的练习。出现这种情况的原因可能是害怕课程不及格、害怕被评估为不胜任的，或是负性的自我印象（如"这个练习不应该这么难"）。训练者应该正常化这一事实——对练习难度的感知会因人而异，同时鼓励受训者尊重自己的个人训练过程。

标准5：持续评估受训者与真实当事人工作的表现

刻意练习SFT技术的目标是提高受训者帮助真实当事人的效果。刻意练习训练的风险之一则是它的获益无法泛化：受训者在特定技术上获得的胜任力可能无法转化到与真实当事人的工作中。因此，训练者必须评估刻意练习对受训者与真实当事人工作的影响。理想的做法是通过多个数据点的三角验证来完成：

- 当事人数据（口头自我报告和常规效果监测数据）；
- 督导师的报告；
- 受训者的自我报告。

如果受训者在刻意练习后，与真实当事人的工作效果没有提高，那么训练者应该做一个周密的难度评估。如果督导师或训练者认为这是技术习得问题，他们可能会考虑调整刻意练习的流程，从而更好地适应受训者的学习需求或风格。

治疗师的评价向来侧重于过程责任（Markman & Tetlock，2000；see also Goodyear，2015），即关注治疗师是否展现特定的目标行为（如忠于治疗模型），而不考虑对当事人的影响。我们提出，临床有效性可以通过对当事人结果的紧密关注来更好地评估，学习目标也应从执行专家认定的有效行为（即胜任力模型），转变为针对每个受训者的最近发展区和表现反馈量身定制的高度个性化行为目标。这种评估模型被称为结果责任（Goodyear，2015），它侧重于当事人的变化，而不是治疗师的胜任力，独立于治疗师可能执行预期任务的方式。

受训者指南

本书的核心主题是，技术演练并不会自动产生帮助。必须做好刻意练习，受训者才能从中获益（Ericsson & Pool，2016）。在本章和练习中，我们为有效的刻意练习提供了指导。我们还想专门为受训者提供额外的建议。这些建议来自我们在世界各地的刻意练习志愿测试站点的经验。其内容涵盖如何发现自己的训练过程、积极努力、刻意练习中的趣味性和休息、你有权控制向训练者的自我披露、监测训练结果、监测对训练者的复杂反应，以及你的个人治疗。

个性化的婚姻与家庭治疗训练：发现你的最近发展区

当训练瞄准每个受训者的个人技术阈限时，刻意练习的效果最佳。这个技术阈限也被称为最近发展区，这个术语是由列夫·维果斯基（Lev Vygotsky）在发展学习理论中首次提出的（Zaretskii，2009），指在教师或教练的帮助下有可能达到的、刚好超出受训者现有能力的区域（Wass & Golding，2014）。**如果刻意练习过易或过难，受训者都不会受益。**为了最大化训练效力，优秀的执行者会遵循"有挑战但不过度"的原则：远超能力范围的任务将被证明是无效的，甚至是有害的，但盲目地重复已经会做的事也将同样徒劳无益。正因如此，刻意练习需要持续评估受训者当前的技术，并调整难度，以始终保持"足够好"的挑战。因此，如果你在做练习 11：追踪互动循环时感觉太难，可以考虑回到练习起来更自在的、你感觉已经掌握的技术上，如练习 7：系统性问题之促进换位思考。

积极努力

受训者在进行本书中的刻意练习时，保持积极和持续的努力至关重要。当受训者推动自己超越当前的能力边界时，刻意练习才真正有帮助。要做到这一点，最好的方式是受训者自己掌控练习，引导他们的训练伙伴调整角色扮演，在不伤害自己的情况下尽可能提高难度。这一过程的表现因人而异。虽然可能会让人感觉不适甚至恐惧，但这正是可以取得最大收益的最近发展区。单纯地朗读和重复书面脚本收益甚少，甚至毫无收益。受训者应牢记，在训练中付出的努力应该使他们在与真实当事人会谈时更加自信从容。

坚持到底：努力 vs. 心流

只有当受训者努力突破旧有的表现模式，刻意练习才能发挥作用，从而促进新技术的发展（Ericsson & Pool，2016）。由于刻意练习始终关注个体当前的能力极限，因此不可避免地会让人感到吃力。事实上，除非专业人员充分投入到刚好处于其当前能力边缘的任务中，否则他们的表现不可能取得持久的提升（Ericsson，2003，2006）。在体育或体能训练中，我们很多人都熟悉这种被逼出舒适区然后适应的过程。同样的过程也适用于我们的心理和情绪能力。

许多受训者可能会惊讶地发现，SFT 的刻意练习比与真实当事人进行的心理治疗更难。这可能是因为在与真实当事人一起工作时，治疗师可以进入一种心流状态（Csikszentmihalyi，1997），在这种状态下工作感觉毫不费力。作为 SFT 受训者，我们通常依赖那些用着最自如的技术。因此，一个善于提问的受训者可能会在与当事人的会谈中提出很多问题，这感觉很自然。如果同样的受训者在重构方面稍有困难，那么重复练习重构可能会比实际治疗更耗费精力。此外，受训者最初可能难以对每个当事人陈述做出独特的回应。这都是训练过程的一部分，我们鼓励训练者关注每个受训者的最近发展区，这是会产生最佳学习效果的区域。如果受训者对当事人陈述的回应相对类似，督导师可以鼓励受训者尝试用不同的方式表达相似的想法。尽管一开始可能感觉不自然，但这对受训者来说可能特别有用。许多技术一开始都会让人感觉不自然，但通过刻意练习，就会自然而然地成为技术组合的一部分。

反思自己的训练过程

刻意练习的效果与受训者在练习时所付出的努力和自主性直接相关。训练者可以提供指导，但重要的是受训者要逐渐了解自己独特的训练过程。这将使他们成为自己训练的主人，为职业生涯中的专业发展做好准备。以下是受训者在进行刻意练习时可能会发现的一些个人训练过程的例子。

- 一些受训者可能在练习具有挑战性时非常善于坚持，但他可能比其他受训者需要更多的演练才能对新技术感到得心应手。于是，受训者对自己的节奏保持耐心很重要。
- 其他受训者可能发现自己只需几次重复就能快速习得新技术。然而，他们对当事人陈述的反应可能会快速地、毫无征兆地从

"适中的挑战"变成"太难"。这些受训者需要仔细关注反应评估表上所列出的反应。
- 还有一些受训者可能更加的"完美主义",即使出现恶心和解离等"太难"类别下的反应,也感觉有必要"强行完成"练习。这样做会限制受训者从练习中获益,并增加身心倦怠或心力委顿的可能性。所以,受训者需要以合适的速度推进练习、对潜在的负面反应报以自我同情,同时请训练伙伴降低当事人陈述的难度。
- 还有可能,受训者会(有意或无意地)过度关注基本的理论概念或问题,或是提出其他实际上会分散实践练习注意力的话题。尽管理论讨论和其他话题可能很吸引人,但重要的是,训练者要将重点放在实践上,而将其他可能重要的话题留待以后再讨论。

我们鼓励受训者利用本书中的练习深入反思自己的经历,从而最大限度地了解自己及其个人学习过程。

趣味性和休息

心理治疗是一项严肃的工作,常常涉及痛苦的感受。然而,心理治疗实践也可以是寓教于乐的(Scott Miller, personal communication, 2017)。受训者应当记住,刻意练习的主要目标之一就是尝试不同的治疗方法和风格。如果刻意练习让人感到是死记硬背、枯燥乏味或例行公事,那么它很可能无法帮助受训者提升技术。在这种情况下,受训者应该尝试让练习变得生动起来。一个好的方法是营造有趣的氛围。例如,受训者可以:

第 17 章　如何充分利用刻意练习：给训练者和受训者的额外指导

- 使用不同的语调、语速、肢体动作或其他语言，这可以扩大受训者的交流范围；
- 在模拟失明（用一块布遮住眼睛）或失聪的情况下进行练习，这可以提高其他感官的灵敏度；
- 站着练习或在外边走边练，这可以帮助受训者获得看待治疗过程的新视角。

督导师还可以询问受训者是否希望在练习的各个部分之间休息5~10分钟，尤其是当受训者正在处理困难情绪并感到压力过大时。

额外的刻意练习机会

本书重点关注涉及受训者与督导师之间积极、实时互动的刻意练习方法。重要的是，刻意练习可以在集中训练现场之外进行。例如，受训者可以默读或大声朗读当事人陈述，并在两次督导会谈之间独立练习他们的回应。在这种情况下，受训者大声说出治疗师回应十分重要，不要只在脑海中默默演练。或者，受训者也可以在没有督导师的情况下分组练习。虽然没有督导师会少一个反馈来源，但扮演当事人的朋辈受训者也可以充当这一角色。重要的是，这些额外的刻意练习机会应在有督导师参与的集中训练之间进行。为了优化在没有督导师或独立进行刻意练习时的质量，我们开发了刻意练习记录表（见附录B）。该表为受训者提供了一个模板，用于记录他们在刻意练习中的体验，理想情况下，它将有助于学习的巩固。该表可作为与督导师的评估过程的一部分，但并不是必须用于此目的，当然也欢迎受训者将他们独立练习的体验带入下一次的督导会谈中。

监测训练效果

虽然训练者将采用聚焦胜任力的模型对受训者进行评估,但也鼓励受训者主动掌握自己的训练过程,亲自寻找自己刻意练习的效果。受训者应该能在几次训练内体验到刻意练习的效果。缺乏效果会打击受训者的斗志,导致他们在刻意练习中投入的精力和专注度降低。看不到效果的受训者应与训练者公开讨论这一问题,并尝试调整刻意练习过程。训练效果可以包括当事人的效果,以及改善受训者作为治疗师的工作、其个人发展和整体训练。

当事人的效果

刻意练习最重要的效果是使受训者的当事人效果得到改善。这可以通过常规效果测量（Lambert,2010）、质性数据（McLeod,2017）以及与当事人的非正式讨论来评估。然而,受训者应当注意,鉴于当事人变量对当事人的效果影响最大（Bohart & Wade,2013）,通过刻意练习带来的当事人效果改善有时很难快速实现。例如,无论受训者的练习多么有效,一位有着严重的慢性症状的当事人可能对任何治疗都没有迅速的反应。对一些当事人来说,进步的标志可能是对自己症状表现出更多的耐心和自我同情,而不是症状的立即减轻。因此,我们建议受训者根据当事人的症状、病史和表现,对当事人的改变保持现实的期待。非常重要的一点是,受训者不可为了让自己感觉在训练中有所进步,而迫使当事人在治疗中改善（Rousmaniere,2016）。

第 17 章 如何充分利用刻意练习：给训练者和受训者的额外指导

受训者作为治疗师的工作

刻意练习的一个重要效果是受训者在与当事人工作时的改变。例如，测试点的受训者报告说，与情绪唤起的当事人坐在一起时感到更自在了，在治疗中处理令人不适的话题时感到更自信了，对各类当事人的回应更加灵敏恰当了。

受训者的个人发展

受训者的个人成长是刻意练习的另一个重要效果。例如，测试点的受训者报告说，他们更能体察自己的情感，感受到自我同情的增加，并且更有动力与各类当事人开展工作。

受训者的训练过程

刻意练习的最后一个潜在训练效果是受训者训练过程的改善。例如，测试点的受训者报告说，他们对自己的个人训练风格、偏好、优势和挑战有了更多的觉察。随着时间的推移，受训者应该会对自己的训练过程产生更多的自主性。受训成为一名系统家庭治疗师是一个长期且复杂的过程。经验丰富的专家级治疗师在研究生院毕业后仍会继续成长（Orlinsky & Ronnestad, 2005）。此外，培训并不是一个线性过程。有些时候，你会觉得自己已经"搞定了"，因为你的当事人都很积极，对治疗过程的反应也很好。而第二天，你就会因为接二连三的挫折感到失望。成长需要时间！

受训者 – 训练者同盟：监测对训练者的复杂反应

经历了艰难的刻意练习的受训者常常表示，他们对训练者的感受很复杂。例如，一位受训者说过"我知道这对我有帮助，但我也不期待继续"，另一位受训者说过"我对训练者感到既感激又不满"，建议受训者想一想他们在其他领域（如体育或音乐）所做的高强度训练。当教练把受训者逼到能力极限时，受训者对教练产生复杂的反应是很常见的。

这并不一定意味着训练者做错了什么。事实上，高强度训练不可避免地会引发受训者对训练者的诸多反应，如不满、恼怒、失望或愤怒，这些反应与他们的感激之情共存。事实上，如果受训者没有体验到复杂的反应，反倒需要考虑刻意练习是否具有足够的挑战性。但是，我们之前所主张的隐私权在这里也同样适用。因为专业的心理健康训练有等级性和评价性，所以训练者不应该要求甚至不应该期待受训者分享他们可能对自己产生的复杂反应。训练者应该对他们的分享保持开放，但分享的选择权始终在受训者手中。

受训者的个人治疗

在参与刻意练习时，许多受训者发现，接受心理治疗有助于发现他们的内心世界。例如，一位受训者发现当事人的愤怒激起了她自己有关虐待的痛苦记忆，另一位受训者发现自己在练习共情技术时会出现解离，还有一位受训者在几次重复后仍无法掌握技术时，体验到难以承受的羞耻感和自我评判。

虽然这些发现起初让人感到不安，但最终却让受训者受益匪浅，

第 17 章 如何充分利用刻意练习：给训练者和受训者的额外指导

因为它们促使受训者寻求自己的个人治疗。许多治疗师都会去接受个人治疗。事实上，2005 年 Norcross 和约翰·C.诺克罗斯（John C. Norcross）和 J. D. 盖伊（J. D. Guy）在回顾了 17 项研究的综述中发现，8000 多名治疗师中大约有 75% 接受过个人治疗。2005 年，D. E. 奥林斯基（D. E. Orlinsky）和 M. H. 罗内斯塔德（M. H. Ronnestad）发现，在接受过个人治疗的治疗师中，90% 以上的人报告说治疗很有帮助。

> **对受训者的问题**
> 1. 你在努力提升技术的同时，会对学习过程保持耐心和自我同情吗？你是否在平衡二者？
> 2. 你是否在关注训练产生的任何羞耻感或自我评判？
> 3. 你是否在留意自己的个人边界并尊重你对训练者的任何复杂感受？

参考文献

Anderson, T., Ogles, B. M., Patterson, C. L., Lambert, M. J., & Vermeersch, D. A.(2009). Therapist effects: Facilitative interpersonal skills as a predictor of therapist success. *Journal of Clinical Psychology*, *65*(7), 755–768. https://doi.org/10.1002/jclp.20583

Bailey, R. J., & Ogles, B. M.(2019, August 1). Common factors as a therapeutic approach: What is required? *Practice Innovations*, *4*(4), 241–254. https://doi.org/10.1037/pri0000100

Barlow, D. H.(2010). Negative effects from psychological treatments: A perspective. *American Psychologist*, *65*(1), 13–20. https://doi.org/10.1037/a0015643

Bennett-Levy, J., & Finlay-Jones, A.(2018). The role of personal practice in therapist skill development: A model to guide therapists, educators, supervisors and researchers. *Cognitive Behaviour Therapy*, *47*(3), 185–205. https://doi.org/10.1080/16506073.2018.1434678

Bertalanffy, L.(1968). *General system theory: Foundation, development, applications*. Allen Lane.

Bohart, A. C., & Wade, A. G.(2013). The client in psychotherapy. In M. J. Lambert(Ed.), *Bergin and Garfield's handbook of psychotherapy and behavior change*(5th ed., pp. 219–257). John Wiley & Sons.

Bordin, E. S.(1979). The generalizability of the psychoanalytic concept of the working alliance. *Psychotherapy: Theory, Research, & Practice*, *16*(3), 252–260. https://doi.org/10.1037/h0085885

Bowen, M.(1978). *Family therapy in clinical practice*. Jason Aronson.

Butler, M. H., & Gardner, B. C.(2003). Adapting enactments to couple reactivity: Five developmental stages. *Journal of Marital and Family Therapy*, *29*(3), 311–327. https://doi.org/10.1111/j.1752-0606.2003.tb01209.x

Butler, M. H., & Harper, J. M.(1994). The divine triangle: God in the marital system of religious couples. *Family Process*, *33*(3), 277–286. https://doi.

org/10.1111/j.1545-5300.1994.00277.x

Carlson, J., & Dermer, S. (Eds.). (2017). *The sage encyclopedia of marriage, family, and couples counseling* (Vols. 1–4). SAGE Publications.

Castonguay, L. G., Goldfried, M. R., Wiser, S., Raue, P. J., & Hayes, A. M. (1996). Predicting the effect of cognitive therapy for depression: A study of unique and common factors. *Journal of Consulting and Clinical Psychology*, *64* (3), 497–504. https://doi.org/10.1037/0022-006X.64.3.497

Coker, J. (1990). *How to practice jazz*. Jamey Aebersold.

Cook, R. (2005). *It's about that time: Miles Davis on and off record*. Atlantic Books.

Crenshaw, K. W. (1991). Mapping the margins of intersectionality, identity politics and violence against women of color. *Stanford Law Review*, *43* (6), 1241–1300. https://doi.org/10.2307/1229039

Csikszentmihalyi, M. (1997). *Finding flow: The psychology of engagement with everyday life*. HarperCollins.

de Shazer, S. (1988). *Clues: Investigating solutions in brief therapy*. Norton.

Ellis, M. V., Berger, L., Hanus, A. E., Ayala, E. E., Swords, B. A., & Siembor, M. (2014). Inadequate and harmful clinical supervision: Testing a revised framework and assessing occurrence. *The Counseling Psychologist*, *42* (4), 434–472. https://doi.org/10.1177/0011000013508656

Ericsson, K. A. (2003). Development of elite performance and deliberate practice: An update from the perspective of the expert performance approach. In J. L. Starkes & K. A. Ericsson (Eds.), *Expert performance in sports: Advances in research on sport expertise* (pp. 49–81). Human Kinetics.

Ericsson, K. A. (2004). Deliberate practice and the acquisition and maintenance in medicine and related domains: Invited address. *Academic Medicine*, *79* (Suppl.), S70–S81. https://doi.org/10.1097/00001888-200410001-00022

Ericsson, K. A. (2006). The influence of experience and deliberate practice on the development of superior expert performance. In K. A. Ericsson, N. Charness, P. J. Feltovich, & R. R. Hoffman (Eds.), *The Cambridge handbook of expertise and expert performance* (pp. 683–703). Cambridge University Press. https://doi.org/10.1017/CBO9780511816796.038

Ericsson, K. A., Hoffman, R. R., Kozbelt, A., & Williams, A. M. (Eds.). (2018). *The Cambridge handbook of expertise and expert performance* (2nd ed.). Cambridge University Press. https://doi.org/10.1017/9781316480748

Ericsson, K. A., Krampe, R. T., & Tesch-Römer, C. (1993). The role of deliberate practice in the acquisition of expert performance. *Psychological Review*, *100* (3), 363–406. https://doi.org/10.1037/0033-295X.100.3.363

Ericsson, K. A., & Pool, R. (2016). *Peak: Secrets from the new science of expertise*. Houghton Mifflin Harcourt.

Fife, S. T., Whiting, J. B., Bradford, K., & Davis, S. (2014). The therapeutic pyramid: A common factors synthesis of techniques, alliance, and way of being. *Journal of Marital and Family Therapy*, *40*(1), 20–33. https://doi.org/10.1111/jmft.12041

Fisher, R. P., & Craik, F. I. M. (1977). Interaction between encoding and retrieval operations in cued recall. *Journal of Experimental Psychology: Human Learning and Memory*, *3*(6), 701–711. https://doi.org/10.1037/0278-7393.3.6.701

Goldberg, S. B., Rousmaniere, T., Miller, S. D., Whipple, J., Nielsen, S. L., Hoyt, W. T., & Wampold, B. E. (2016). Do psychotherapists improve with time and experience？A longitudinal analysis of outcomes in a clinical setting. *Journal of Counseling Psychology*, *63*(1), 1–11. https://doi.org/10.1037/cou0000131

Goodyear, R. K. (2015). Using accountability mechanisms more intentionally: A framework and its implications for training professional psychologists. *American Psychologist*, *70*(8), 736–743. https://doi.org/10.1037/a0039828

Goodyear, R. K., & Nelson, M. L. (1997). The major formats of psychotherapy supervision. In C. E. Watkins, Jr., (Ed.), *Handbook of psychotherapy supervision* (pp. 328–344). John Wiley & Sons.

Granello, D. H., Kindsvatter, A., Granello, P. F., Underfer-Babalis, J., & Hartwig Moorhead, H. J. (2008). Multiple perspectives in supervision: Using a peer consultation model to enhance supervisor development. *Counselor Education and Supervision*, *48*(1), 32–47. https://doi.org/10.1002/j.1556-6978.2008.tb00060.x

Haggerty, G., & Hilsenroth, M. J. (2011). The use of video in psychotherapy supervision. *British Journal of Psychotherapy*, *27*(2), 193–210. https://doi.org/10.1111/j.1752-0118.2011.01232.x

Hargrave, T. D., & Pfitzer, F. (2011). *Restoration therapy: Understanding and guiding healing in marriage and family therapy*. Routledge. https://doi.org/10.4324/9780203817247

Hatcher, R. L. (2015). Interpersonal competencies: Responsiveness, technique, and training in psychotherapy. *American Psychologist*, *70*(8), 747–757. https://doi.org/10.1037/a0039803

Henry, W. P., Strupp, H. H., Butler, S. F., Schacht, T. E., & Binder, J. L. (1993). Effects of training in time-limited dynamic psychotherapy: Changes in therapist behavior. *Journal of Consulting and Clinical Psychology*, *61*(3), 434–440. https://doi.org/10.1037/0022-006X.61.3.434

Hill, C. E., Kivlighan, D. M., III, Rousmaniere, T., Kivlighan, D. M., Jr.,

Gerstenblith, J. A., & Hillman, J. W. (2020). Deliberate practice for the skill of immediacy: A multiple case study of doctoral student therapists and clients. *Psychotherapy: Theory, Research, & Practice*, 57 (4), 587–597. https://doi.org/10.1037/pst0000247

Hill, C. E., & Knox, S. (2013). Training and supervision in psychotherapy: Evidence for effective practice. In M. J. Lambert (Ed.), *Handbook of psychotherapy and behavior change* (6th ed., pp. 775–811). John Wiley & Sons.

Johnson, S. M., & Salvetti, A. M. (2019). *The practice of emotionally focused therapy: Creating connection* (3rd ed.). Routledge. https://doi.org/10.4324/9781351168366

Koziol, L. F., & Budding, D. E. (2012). Procedural learning. In N. M. Seel (Ed.), *Encyclopedia of the sciences of learning* (pp. 2694–2696). Springer. https://doi.org/10.1007/978-1-4419-1428-6_670

Lambert, M. J. (1992). Implications of outcome research for psychotherapy integration. In J. C. Norcross & M. R. Goldstein (Eds.), *Handbook of psychotherapy integration* (pp. 94–129). Basic Books.

Lambert, M. J. (2010). Yes, it is time for clinicians to monitor treatment outcome. In B. L. Duncan, S. C. Miller, B. E. Wampold, & M. A. Hubble (Eds.), *Heart and soul of change: Delivering what works in therapy* (2nd ed., pp. 239–266). American Psychological Association. https://doi.org/10.1037/12075-008

Markman, K. D., & Tetlock, P. E. (2000). Accountability and close-call counterfactuals: The loser who nearly won and the winner who nearly lost. *Personality and Social Psychology Bulletin*, 26 (10), 1213–1224. https://doi.org/10.1177/0146167200262004

McGaghie, W. C., Issenberg, S. B., Barsuk, J. H., & Wayne, D. B. (2014). A critical review of simulation-based mastery learning with translational outcomes. *Medical Education*, 48 (4), 375–385. https://doi.org/10.1111/medu.12391

McGoldrick, M., & Carter, B. (2001). Advances in coaching: Family therapy with one person. *Journal of Marital and Family Therapy*, 27 (3), 281–300. https://doi.org/10.1111/j.1752-0606.2001.tb00325.x

McLeod, J. (2017). Qualitative methods for routine outcome measurement. In T. G. Rousmaniere, R. Goodyear, D. D. Miller, & B. E. Wampold (Eds.), *The cycle of excellence: Using deliberate practice to improve supervision and training* (pp. 99–122). John Wiley & Sons. https://doi.org/10.1002/9781119165590.ch5

Minuchin, S. (1974). *Families and family therapy*. Harvard University Press.

Minuchin, S., & Fishman, C. (1981). *Family therapy techniques*. Harvard University Press.

Mock, M. R. (2008). Visioning social justice: Narrative of diversity, social location, and personal compassion. In M. McGoldrick & K. V. Hardy (Eds.), *Re-visioning family therapy* (pp. 425–441). Guilford Press.

Nichols, M. P., & Fellenberg, S. (2000). The effective use of enactments in family therapy: A discovery-oriented process study. *Journal of Marital and Family Therapy*, 26 (2), 143–152. https://doi.org/10.1111/j.1752-0606.2000.tb00285.x

Norcross, J. C., & Guy, J. D. (2005). The prevalence and parameters of personal therapy in the United States. In J. D. Geller, J. C. Norcross, & D. E. Orlinsky (Eds.), *The psychotherapist's own psychotherapy: Patient and clinician perspectives* (pp. 165–176). Oxford University Press.

Norcross, J. C., Lambert, M. J., & Wampold, B. E. (2019). *Psychotherapy relationships that work* (3rd ed.). Oxford University Press.

Orlinsky, D. E., & Ronnestad, M. H. (2005). *How psychotherapists develop*. American Psychological Association.

Owen, J. (2013). Early career perspectives on psychotherapy research and practice: Psychotherapist effects, multicultural orientation, and couple interventions. *Psychotherapy: Theory, Research, & Practice*, 50 (4), 496–502. https://doi.org/10.1037/a0034617

Owen, J., & Hilsenroth, M. J. (2014). Treatment adherence: The importance of therapist flexibility in relation to therapy outcomes. *Journal of Counseling Psychology*, 61 (2), 280–288. https://doi.org/10.1037/a0035753

Owen, J., Tao, K. W., Drinane, J. M., Hook, J., Davis, D. E., & Kune, N. F. (2016). Client perceptions of therapists' multicultural orientation: Cultural (missed) opportunities and cultural humility. *Professional Psychology: Research and Practice*, 47 (1), 30–37. https://doi.org/10.1037/pro0000046

Owen, J. J., Tao, K., Leach, M. M., & Rodolfa, E. (2011). Clients' perceptions of their psychotherapists' multicultural orientation. *Psychotherapy: Theory, Research, & Practice*, 48 (3), 274–282. https://doi.org/10.1037/a0022065

Patterson, J., Williams, L., Edwards, T. M., Chamow, L., & Grauf-Grounds, C. (2018). *Essential skills in family therapy: From the first interview to termination*. Guilford Press.

PettyJohn, M. E., Tseng, C. F., & Blow, A. J. (2020). Therapeutic utility of discussing therapist/client intersectionality in treatment: When and how? *Family Process*, 59 (2), 313–327. https://doi.org/10.1111/famp.12471

Rait, D. S. (2000). The therapeutic alliance in couples and family therapy. *Journal of Clinical Psychology*, 56 (2), 211–224. https://doi.org/10.1002/(SICI)1097-4679(200002)56:2<211::AID-JCLP7>3.0.CO;2-H

Rousmaniere, T. G. (2016). *Deliberate practice for psychotherapists: A guide to improving clinical effectiveness*. Routledge. https://doi.org/10.4324/9781315472256

Rousmaniere, T. G. (2019). *Mastering the inner skills of psychotherapy: A deliberate practice handbook*. Gold Lantern Press.

Rousmaniere, T. G., Goodyear, R., Miller, S. D., & Wampold, B. E. (Eds.). (2017). *The cycle of excellence: Using deliberate practice to improve supervision and training*. Wiley-Blackwell. https://doi.org/10.1002/9781119165590

Seedall, R. B., & Butler, M. H. (2006). The effect of proxy voice intervention on couple softening in the context of enactments. *Journal of Marital and Family Therapy*, *32* (4), 421–437. https://doi.org/10.1111/j.1752-0606.2006.tb01618.x

Sexton, T. L., & Alexander, J. F. (2003). Functional family therapy: A mature clinical model for working with at-risk adolescents and their families. In T. L. Sexton, G. R. Weeks, & M. S. Robbins (Eds.), *Handbook of family therapy: The science and practice of working with families and couples* (pp. 323–348). Brunner-Routledge.

Smith, S. M. (1979). Remembering in and out of context. *Journal of Experimental Psychology: Human Learning and Memory*, *5* (5), 460–471. https://doi.org/10.1037/0278-7393.5.5.460

Squire, L. R. (2004). Memory systems of the brain: A brief history and current perspective. *Neurobiology of Learning and Memory*, *82* (3), 171–177. https://doi.org/10.1016/j.nlm.2004.06.005

Stiles, W. B., Honos-Webb, L., & Surko, M. (1998). Responsiveness in psychotherapy. *Clinical Psychology: Science and Practice*, *5* (4), 439–458. https://doi.org/10.1111/j.1468-2850.1998.tb00166.x

Stiles, W. B., & Horvath, A. O. (2017). Appropriate responsiveness as a contribution to therapist effects. In L. G. Castonguay & C. E. Hill (Eds.), *How and why are some therapists better than others? Understanding therapist effects* (pp. 71–84). American Psychological Association. https://doi.org/10.1037/0000034-005

Stith, S. M., McCollum, E. E., & Rosen, K. H. (2011). *Couples therapy for domestic violence: Finding safe solutions*. American Psychological Association. https://doi.org/10.1037/12329-000

Sue, D. W., & Sue, D. (2015). *Counseling the culturally diverse: Theory and practice* (7th ed.). Wiley and Sons.

Szapocznik, J., & Hervis, O. E. (2020). *Brief strategic family therapy*. American Psychological Association. https://doi.org/10.1037/0000169-000

Taylor, J. M., & Neimeyer, G. J. (2017). The ongoing evolution of continuing education: Past, present, and future. In T. G. Rousmaniere, R. Goodyear, S. D. Miller, & B. Wampold (Eds.), *The cycle of excellence: Using deliberate practice to improve supervision and training* (pp. 219–248). John Wiley & Sons. https://doi.org/10.1002/9781119165590.ch11

Tilley, D., & Palmer, G. (2013). Enactments in emotionally focused couple therapy: Shaping moments of contact and change. *Journal of Marital and Family Therapy*, *39* (3), 299–313. https://doi.org/10.1111/j.1752-0606.2012.00305.x

Tomm, K. (1988). Interventive interviewing: Part III. Intending to ask lineal, circular, strategic, or reflexive questions? *Family Process*, *27* (1), 1–15. https://doi.org/10.1111/j.1545-5300.1988.00001.x

Tracey, T. J. G., Wampold, B. E., Goodyear, R. K., & Lichtenberg, J. W. (2015). Improving expertise in psychotherapy. *Psychotherapy Bulletin*, *50* (1), 7–13.

Wampler, K. S., Blow, A. J., McWey, L. M., Miller, R. B., & Wampler, R. S. (2019). The profession of couple, marital, and family therapy (CMFT): Defining ourselves and moving forward. *Journal of Marital and Family Therapy*, *45* (1), 5–18. https://doi.org/10.1111/jmft.12294

Wampold, B. E., & Imel, Z. E. (2015). *The great psychotherapy debate: The evidence for what makes psychotherapy work.* Routledge. https://doi.org/10.4324/9780203582015

Wass, R., & Golding, C. (2014). Sharpening a tool for teaching: The zone of proximal development. *Teaching in Higher Education*, *19* (6), 671–684. https://doi.org/10.1080/13562517. 2014.901958

Zaretskii, V. K. (2009). The zone of proximal development: What Vygotsky did not have time to write. *Journal of Russian & East European Psychology*, *47* (6), 70–93. https://doi.org/10.2753/RPO1061-0405470604

附录 A

难度评估和调整

如果练习难度适中，既不太难也不太容易，那么此时刻意练习的效果最好。为确保以正确的难度水平进行练习，受训者应在每个难度级别（初阶、中阶、高阶）的当事人陈述完成后，进行难度评估和调整。请使用以下说明和刻意练习反应评估表（见图 A-1）。**请勿跳过此过程！**

如何评估难度

治疗师完成刻意练习反应评估表，如果他们：

- 对练习难度评分在 8 分以上，或出现"太难"一栏中的任何反应，则按照说明降低练习难度；
- 对练习难度评分在 4 分以下，或没有出现"适中的挑战"一栏中的任何反应，则进行难度更高一级的当事人陈述，或按照说明增加练习难度；
- 对练习难度评分在 4 到 8 分之间，并且至少出现一个"适中的挑战"一栏中的反应，则不要继续进行更难的当事人陈述，而是重复当前的难度。

问题 1：达到这个练习的技术标准的挑战性如何

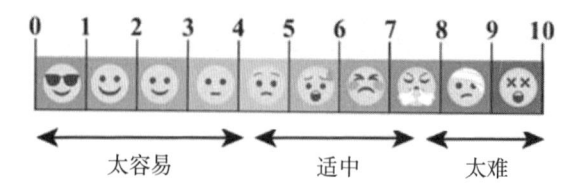

```
 0   1   2   3   4   5   6   7   8   9   10
```
← 太容易 →　← 适中 →　← 太难 →

问题 2：你有任何"适中的挑战"或"太难"类别的反应吗（是/否）

适中的挑战			太难		
情绪和想法	身体反应	冲动	情绪和想法	身体反应	冲动
可控的羞耻感、自我评判、恼怒、生气、悲伤等	身体紧张、叹气、呼吸平缓、心率加速、温暖、口干	转移目光、退缩、改变焦点	严重的或压倒性的羞耻感、自我评判、暴怒、哀伤、内疚感等	偏头痛、头晕、思维混乱、腹泻、解离、麻痹、大脑一片空白、恶心等	停止、放弃

太容易	适中的挑战	太难
↓	↓	↓
前往下一难度	重复相同难度	退回到之前的难度

图 A-1　刻意练习反应评估表

注释：From *Deliberate Practice in Emotion-Focused Therapy*（p. 180），by R. N. Goldman，A. Vaz，and T. Rousmaniere，2021，American Psychological Association（https://doi.org/10.1037/0000227-000）. Copyright 2021 by the American Psychological Association.[①]

---

① 此书的中译本《情绪聚焦疗法的刻意练习》已由中国人民大学出版社于 2023 年出版。——译者注

使当事人陈述更容易

如果治疗师对练习难度的评分高于 8 分，或者出现了"太难"一栏中的任何反应，请使用难度更低一级的当事人陈述（如"如果你使用的是高阶当事人陈述，请改用中阶"）。但如果你已经在使用初阶当事人陈述，请使用以下方法使当事人陈述更加容易：

- 当事人扮演者可以使用相同的初阶当事人陈述，但这次要用更柔和、更平静的声音，并面带微笑，这样可以缓和情绪基调；
- 当事人可以即兴提出一些不太触动情绪或使治疗师更自在的话题，比如讨论不表达感受的话题、未来—过去（避免此时此地）或任何治疗之外的话题（见图 A–2）；

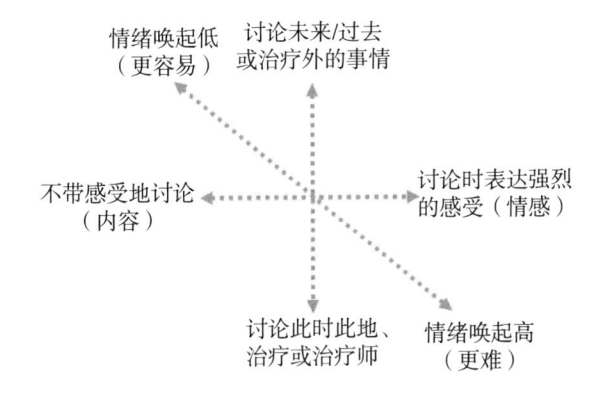

图 A–2　如何在角色扮演中使当事人陈述更容易或更难

注：贾森·惠普尔（Jason Whipple）博士作图。

- 治疗师可以在问题之间短暂休息（5~10 分钟）；
- 训练者可以通过讨论 SFT 或心理治疗理论和研究来扩展"反馈阶段"，这应该会将受训者的注意力转移到更客观或更理智的话题上，降低情绪强度。

使当事人陈述更难

如果治疗师对练习难度的评分低于 4 分，或者没出现"适中的挑战"一栏中的任何反应，则继续进行难度更高一级的当事人陈述。如果你已经在使用高阶当事人陈述，那么当事人应该根据以下指导原则，增加练习难度：

- 当事人扮演者可以再次使用高阶当事人陈述，但要用更加痛苦的声音（如非常愤怒、悲伤、讽刺）或不愉快的面部表情，这样可以增强情绪基调；
- 当事人可以即兴发挥新的当事人陈述，提出更能触动情绪或让治疗师感到不舒服的话题，比如表达强烈的感受或讨论此时此地、治疗或治疗师（见图 A–2）。

治疗师须知

刻意练习的目的不是完成所有当事人陈述和治疗师回应，而是要尽可能多地在恰当的难度水平上进行练习。这可能意味着受训者会多次重复相同的陈述和回应，只要难度还在"适中的挑战"水平，这就完全没关系。

附录 B

刻意练习记录表

为了优化刻意练习的质量,我们开发了刻意练习记录表。该表为受训者提供了一个记录刻意练习体验的模板,并且在理想情况下,它将有助于学习的巩固。此表并非为了用作评估过程的一部分。

刻意练习记录表

你可以使用此表来巩固你从刻意练习中学习到的内容。请确保只分享你愿意暴露的信息,以保护你的个人边界。

姓名:_____   日期:_____

练习内容:_____

1. 在本次刻意练习中对你有所帮助,或进展顺利的部分是什么?为什么?

2. 在本次刻意练习中对你没有帮助，或进展不顺的部分是什么？为什么？

3. 本次刻意练习中，你在以下三个方面有什么收获？你可以分享任何细节，但请确保分享这些细节/自我暴露是让你感到舒适的。

（1）你的自我

（2）你目前的技术

（3）你希望继续提高的技术

附录 C

嵌入刻意练习的系统家庭治疗教学大纲示例

本附录提供了一个为期一学期、三学分的课程示例,专门用于教授 SFT。该课程适合各个受训水平的硕士研究生,包括尚未接触过当事人的一年级学生。这是一个可以根据特定项目背景和需求进行调整的课程模型。例如,指导者可以借鉴其中的部分内容,将其用于其他课程、实践课、实习中的教学类训练活动、工作坊以及治疗师的继续教育。

课程名称:系统家庭治疗导论

课程描述

本课程的总体目标是帮助学生为从事系统治疗的实践做准备。其中一部分是介绍一系列基础模型。而更重要的是,你将通过刻意练习和角色扮演,学习并实践 SFT 的核心技术。所有的课程内容都是在为综合考核做准备,在该考核中,你需要展示自己为下学期开始会见当事人做好了准备。

课程目标

完成本课程的学生将能够：

- 描述 SFT 的核心理论和技术；
- 应用刻意练习的原则发展临床技术；
- 展示 SFT 的关键技术；

开始识别那些与你的个性最契合的治疗模型和技术。

日期	讲座与讨论	技术练习	家庭作业
第 1 周	课程简介 助长性人际技术	关于刻意练习原则的讲座 刻意练习的研究	阅读材料由授课教师决定
第 2 周	治疗师的自我	练习 1：建立治疗的系统视角	阅读材料由授课教师决定
第 3 周	家谱图讲演	练习 2：建立治疗同盟之建立联结并加入系统	阅读材料由授课教师决定 家谱图介绍 刻意练习记录表
第 4 周	家谱图讲演	练习 3：重构问题	阅读材料由授课教师决定 刻意练习记录表
第 5 周	理论和概念化	练习 4：互动结构化之降级	阅读材料由授课教师决定 "家庭系统"主题论文 刻意练习记录表

附录 C 嵌入刻意练习的系统家庭治疗教学大纲示例

日期	讲座与讨论	技术练习	家庭作业
第 6 周	代际和精神分析模型	练习 5：去三角化	阅读材料由授课教师决定 刻意练习记录表
第 7 周	系统和策略模型	练习 6：强调边界	阅读内容由授课教师决定 "治疗世界观"主题论文 刻意练习记录表
第 8 周	结构模型	练习 7：系统性问题之促进换位思考	阅读材料由授课教师决定 刻意练习记录表
第 9 周	安全性评估（自杀）	练习 8：唤起希望	阅读材料由授课教师决定 "健康的家庭发展"主题论文 刻意练习记录表
第 10 周	体验模型和情绪聚焦模型	练习 9：关注多样性	阅读材料由授课教师决定 刻意练习记录表
第 11 周	焦点解决模型	练习 10：建立治疗同盟之制定治疗目标	阅读材料由授课教师决定 刻意练习记录表
第 12 周	叙事模型	练习 11：追踪互动循环	阅读材料由授课教师决定 刻意练习记录表

日期	讲座与讨论	技术练习	家庭作业
第13周	主观、客观、评估、计划注释和治疗计划	练习12：互动结构化之促进活现	阅读材料由授课教师决定 刻意练习记录表
第14周	内容整合	逐字稿练习或模拟会谈	阅读材料由授课教师决定 刻意练习记录表
第15周	期末论文提交时间、期末考试、自我评估、技术指导反馈	逐字稿练习或模拟会谈	阅读材料由授课教师决定 结业项目 刻意练习记录表

必读书目

Blow, A. J., Seedall, R. B., Miller, D. L., Rousmaniere, T., & Vaz, A. (2022). *Deliberate practice in systemic family therapy*. American Psychological Association.

以理论为基础的潜在必读教材

Gehart, D. R. (2015). *Theory and treatment planning in family therapy: A competency-based approach*. Cengage Learning.

Gehart, D. R. (2017). *Mastering competencies in family therapy: A practical approach to theory and clinical case documentation* (3rd ed.). Cengage Learning.

Gurman, A. S., Lebow, J. L., & Snyder, D. K. (2015). *The clinical handbook of couple therapy (5th ed.)*. Guilford Press.

Nichols, M. P., & Davis, S. P. (2015). *Family therapy: Concepts and methods (11th ed.)*. Allyn & Bacon.

Nichols, M. P., & Davis, S. P. (2019). *The essentials of family therapy (7th ed.)*. Pearson.

Sexton, T. L., & Lebow, J. L. (2015). *The handbook of family therapy: The science and practice of working with families and couples*. Routledge.

课程形式

课程时间在 SFT 的理论学习和技术学习上平均分配。

讲座和讨论：每周将有一堂 1~1.5 小时的讲座或讨论课，专注于 SFT 的理论和相关研究。

技术练习：每周将有一次 1~1.5 小时的技术练习。技术练习使用《系统家庭治疗的刻意练习》中的练习。这些练习旨在：

- 帮助你运用系统家庭治疗的核心技术；
- 为你提供实际的机会实践这些技术；
- 培养你使用这些技术的能力和信心；
- 帮助你发现自己的治疗风格。

教学活动

- **阅读和出勤**（50 分）：阅读和出勤对你的学习至关重要，对于创建一个互相学习的学习社群也至关重要。因此，我希望你进行阅读并参与课堂。我将在学期末让你为自己的阅读表现打分。［此处插入教师对于迟到和缺勤的规定］。

- **家谱图讲演**（50分）：你要觉察可能与你的治疗最相关的、有关治疗师的自我的问题。你将绘制一个包含三代人的家谱图，然后在课堂上做30分钟的演讲，突出相关的关系、模式和动态。你还需要着重指出它们会如何影响你的治疗。

- **刻意练习演练**（50分）：这门课程将为你提供刻意练习的机会，来学习12项核心家庭治疗技术，涵盖建立治疗的系统视角、在治疗同盟中建立联结、重构问题、互动结构、降级、去三角化、强调边界、系统性问题、促进换位思考、唤起希望、关注多样性、建立治疗同盟、制定治疗目标、追踪互动循环、互动结构化、促进活现，你需要练习每项技术（1小时）并每周填写刻意练习记录表，以获得分数。

- **家庭系统主题论文**（50分）：家庭系统理论是系统治疗的基础模型。因此，你需要对系统理论及其如何应用于家庭有扎实的理解。为了进一步巩固你的知识，你需要写一篇两页的论文，讨论系统理论的核心术语、它们如何应用于家庭以及系统理论对治疗的整体影响。

- **世界观主题论文**（50分）：作为一名治疗师，你发展的一个重要方面是理解变化并发展自己的个人变化理论。其中一部分是审视你的世界观。这门课程将让你思考你的世界观的各个方面，并用参考文献来支持它们。论文篇幅大约两页。

- **健康的家庭发展主题论文**（50分）：作为一名治疗师，你的发展的一个重要方面是理解变化并发展自己的个人变化理论。其中一部分是探究健康的家庭发展对你意味着什么。换句话说，健康家庭关系的基础是什么？你将就此主题写一篇约两页的论文，并利用学术资料来强化和支持你的观点。

- **模型讲演**（两个模型每个50分）：你将与另一名同学合作，就

附录 C　嵌入刻意练习的系统家庭治疗教学大纲示例

系统治疗的两个基础模型进行 60 分钟的演讲。你们将讨论该模型如何解释问题和变化，并突出核心干预措施。你们将播放一段 10 分钟的视频，展示该模型的实际应用，还需要提供一份一页纸的讲义，概述该模型的核心要素。
- **综合考核**（150 分）：在期末考核中，你将有机会展示使用本学期讨论和练习的核心系统技术（12 项刻意练习技术和其他技术）的胜任力，从而表明你已经准备好开始会见当事人了。随着本学期的进行，我们将提供更多有关这项考核的信息。

课程规定

- **迟交作业：**［由授课教师决定］
- **APA 格式：**所有论文必须使用美国心理学会（第七版）格式，包括参考文献。未使用 APA 格式将导致该作业成绩降低。你的拼写、语法、句子结构和写作的其他方面也会被评分。
- **多样性和多元文化取向：**多样性、包容性和社会公平问题在本课程中非常重要。因此，我们将努力培养你的多元文化能力，即"与不同当事人工作时所需的知识、技术和意识"（Owen et al.）。总之，我希望在本课程中培养一种文化谦卑，这将使你在与不同背景的人工作时更加得心应手，并最终具备必要的敏锐度，来识别那些"治疗中，治疗师和当事人可以就当事人的文化身份进行有目的、有意义的对话的标记或时刻"（Owen et al.）。如果你希望进一步发展自己的多元文化取向技术，请访问 https://sentio.org/mcovideos。

- **身体损伤**：[由授课教师决定]
- **学术不端行为**：[由授课教师决定]

  ◇ 作弊：[由授课教师决定]
  ◇ 伪造：[由授课教师决定]
  ◇ 剽窃：[由授课教师决定]

- **自我暴露与保密**：成为治疗师并会见当事人的一个重要元素是，能够理解你的经历可能会如何影响你与当事人的互动。虽然治疗师的存在方式对于你的身份（who you are）至关重要，但你也必须努力防止自己的情绪和经历阻碍治疗过程。因此，我希望你能够探索和评估我们在课堂上讨论的治疗师自我的问题。尽管如此，你不需要披露任何关于你或你的过去的特定信息。你们可以选择披露多少、何时披露以及披露什么。与此同时，学员们也应该对课堂上其他人分享的信息保密。
- **申诉程序**：[由授课教师决定]

Authorized translation from the English language edition, entitled Deliberate Practice in Systemic Family Therapy by Adrian J. Blow, Ryan B. Seedall, Debra L. Miller, Tony Rousmaniere, Alexandre Vaz, published by American Psychological Association, Copyright ©2023.

All rights reserved. No part of this book may be reproduced or transmitted in any form or by any means, electronic or mechanical, including photocopying, recording or by any information storage retrieval system, without permission from American Psychological Association.

CHINESE SIMPLIFIED language edition published by CHINA RENMIN UNIVERSITY PRESS CO., LTD., Copyright ©2025.

本书中文简体字版由美国心理学会授权中国人民大学出版社在中华人民共和国境内（不包括台湾地区、香港特别行政区和澳门特别行政区）出版发行。未经出版者书面许可，不得以任何形式复制或抄袭本书的任何部分。

版权所有，侵权必究。

北京阅想时代文化发展有限责任公司为中国人民大学出版社有限公司下属的商业新知事业部，致力于经管类优秀出版物（外版书为主）的策划及出版，主要涉及经济管理、金融、投资理财、心理学、成功励志、生活等出版领域，下设"阅想·商业""阅想·财富""阅想·新知""阅想·心理""阅想·生活"以及"阅想·人文"等多条产品线，致力于为国内商业人士提供涵盖先进、前沿的管理理念和思想的专业类图书和趋势类图书，同时也为满足商业人士的内心诉求，打造一系列提倡心理和生活健康的心理学图书和生活管理类图书。

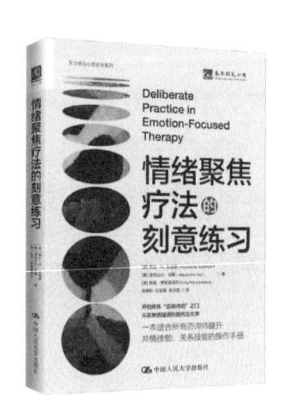

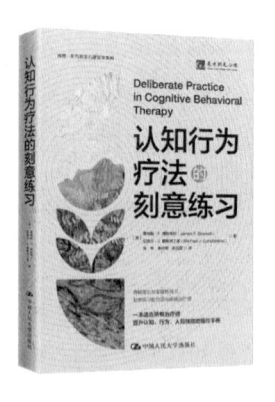

《情绪聚焦疗法的刻意练习》

- 对咨询师来说，阅读本书不但可以一窥EFT"内功"之究竟，而且可以通过书中的练习，加以操练，既可以提升自我的身体与情绪的觉察力，又可以改善对他人的面部表情、肢体语言和声音变化的感知力，最终能够使自己的"全人"成为一个共鸣箱——与来访者的情感和身体共振的"器皿"。
- 中国首位国际EFT学会认证培训师、EFT国际认证中国区负责人陈玉英博士以及美国路易斯安那理工大学心理学与行为科学系的谢东博士联袂推荐。

《认知行为疗法的刻意练习》

- 跨越理论与实践的鸿沟，掌握认知行为疗法精髓，刻意练习助你迈向卓越治疗师。
- 一本适合所有治疗师提升认知、行为、人际技能的操作手册。